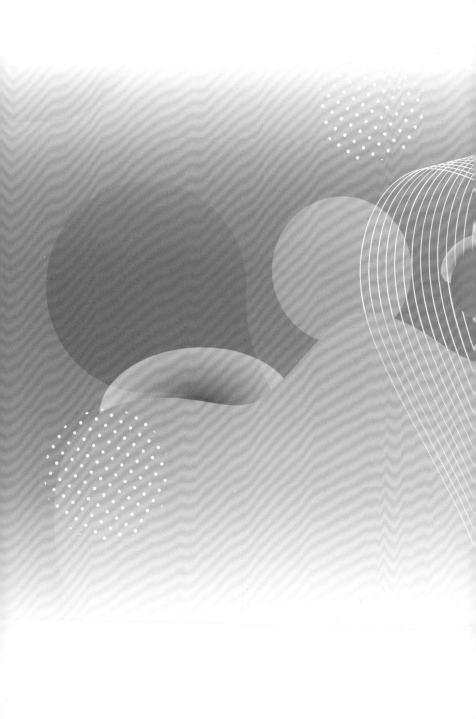

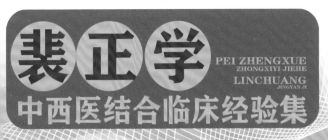

裴正学
PEI ZHENGXUE
ZHONGXIYI JIEHE
LINCHUANG
JINGYAN JI
中西医结合临床经验集

消化系统

XIAOHUA XITONG

薛文翰 杨斌锋 编

甘肃科学技术出版社

图书在版编目（ＣＩＰ）数据

裴正学中西医结合临床经验集.消化系统 / 黄邦荣
主编. -- 兰州 : 甘肃科学技术出版社, 2022.1
　ISBN 978-7-5424-2907-0

　Ⅰ.①裴… Ⅱ.①黄… Ⅲ.①消化系统疾病–中西医
结合–临床医学–经验–中国–现代 Ⅳ.①R2-031

中国版本图书馆CIP数据核字(2022)第004414号

目录

第一章　食管炎

一、解剖生理及病理

食管是一前后扁平的肌性管状器官，是消化管各部中最狭窄的部分，长约25cm。在形态上，食管最重要的特点是三处生理性狭窄。第一处狭窄是食管的起始处，即第六颈椎体下缘水平，距中切牙约15cm；第二处狭窄为食管在左主支气管的后方与其交叉处，相当于第4、5胸椎体之间水平，距中切牙约25cm；第三处狭窄为食管通过膈的食管裂孔处，相当于第十胸椎水平，距中切牙约40cm。该三处狭窄是食管异物易滞留和食管癌的好发部位。

食管炎（RE）指因胃食管反流致胃内容物反流入食管，使食管黏膜受反流物所含的胃酸、胃蛋白酶、胆盐和胰酶等的刺激而引起的食管黏膜炎症和食管的功能障碍。目前该病归于胃食管反流病。胃食管反流病（GERD）指胃食管反流引起的烧心、反流等症状和／或食管炎，包括反流性食管炎（RE）和非糜烂性反流病（NERD），后者又名内镜下阴性反流病。

反流性食管炎的病变主要在食管下段，部分达食管中段。

肉眼观察可见发炎的黏膜呈弥漫性或条片状充血、水肿，重者可见糜烂或溃疡，有时黏膜呈细颗粒状，间或有纤维化的斑片。如果食管黏膜反复形成溃疡，晚期可致疤痕性狭窄。病理组织学表现鳞状上皮的基底细胞层增生，乳头延伸可达上皮表面。由于乳头上具有血管和对酸敏感的神经末梢，当乳头接近黏膜表面时，反流的胃酸刺激神经末梢，使病人产生烧心的感觉。

二、诊断及治疗

（一）临床诊断

1. 临床症状

（1）胸骨后烧灼样不适或疼痛，平卧弯腰可诱发或加重，直立或服制酸剂可缓解。

（2）早期可出现间歇性吞咽困难或咽下时胸骨后疼痛，后期可出现持续性吞咽困难。

（3）有的患者由于反流物的刺激可引起慢性咽炎、声带炎或吸入性支气管炎、肺炎。

2. 实验室检查

（1）食管滴酸试验

从鼻胃管滴入 0.1 当量盐酸，每分钟 10 ~ 12ml，若在 15min 内出现胸骨后疼痛或烧灼感则提示有食管炎。

（2）食管下段 pH 测定

将特制的微电极下至贲门上 5cm 处，于不同的体位下测定食管下段的 pH，如 pH 小于 4，说明有胃食管反流。近年多主张 24h 食管内 pH 连续监测，对诊断有较大意义，但对胃酸分泌过低、有胃食管碱性反流者失去诊断价值。

（3）食管腔内压力测定

正常食管腔内压力为 1.6～2.7kPa，如压力 ≤ 1.3kPa 或腹部加压或抬腿后食管腔内压力／胃内压力 ≤ 1（正常＞1），提示有胃食管反流。

（4）胃—食管放射性核素扫描

可显示胃食管反流，并能估计反流的程度。

（5）食管镜检查及活检

食管镜检查可见黏膜充血、水肿、糜烂、浅溃疡等，对诊断有重要价值。病理活检可见基底层细胞增生，乳头延长至上皮，血管增生及非特异性炎症改变等。

（6）食管吞钡 X 线检查

可见食管蠕动减弱、运动不协调或痉挛，病变较重者黏膜皱襞紊乱，增加腹压可见反流现象。

3. 鉴别诊断

（1）食管贲门失弛缓症

本病与反流性食管炎均可以出现胸骨后疼痛、吞咽困难及食物反流等；但食管贲门失弛缓症的反流物因未与胃酸接触而不呈酸性；在 X 线下，上段食管扩张，下段管腔呈圆锥形逐渐变细似鸟嘴或漏斗状，边缘光滑；食管腔内静止压不降低，反而有增高趋势。而食管炎在 X 线下没有上述特征，可显示出黏膜皱襞紊乱，食管腔内静止压降低。

（2）食管癌

二者均可出现胸骨后不适、疼痛、吞咽不畅感或吞咽困难等。最重要的鉴别方法是进行内窥镜检查，直接观察黏膜改变，并做病理活检确诊。

（3）冠心病

反流性食管炎以胸骨后疼痛为主者需与冠心病鉴别，后者同时多伴以心悸、气短，心电图检查可有阳性发现。

（4）药物性食管炎

经常服用某些药物如阿司匹林及非甾体抗炎药等，由于睡前服用或服药时未饮足够的水可引起药物性食管炎，患者也会出现烧心、吞咽疼痛及吞咽困难，但药物性食管炎患者有经常服药的历史，病变部位多在食管中段主动脉弓水平处，孤立性溃疡多见，也可见到成群的卵圆形溃疡。

（二）西医治疗

1. 药物治疗

（1）抑酸治疗

强力抑酸剂质子泵抑制剂（PPI）可产生显著而持久的抑酸效果，缓解症状快，RE 愈合率高。常用的药物及剂量见消化性溃疡，应强调的是药物剂量一定要足，多为消化性溃疡治疗量的两倍，疗程至少 8 ～ 12 周。常规剂量 H_2- 受体拮抗剂对空腹和夜间胃酸分泌抑制明显，可缓解部分 RE 患者的症状，但对 C 级以上的 RE 愈合率差，故仅用于 A/B 级 RE 患者。

（2）促动力药

此类药有作用，但单独使用疗效差。

（3）其他

制酸剂可中和胃酸，常用的药物是含有铝、镁、铋等的碱性盐类及其复合制剂，可用于解除症状，对 RE 的愈合几乎无作用。

（4）维持治疗

PPI 几乎可以愈合所有的 RE，但停药 6 个月后的复发率达 80%，故必须进行维持治疗。PPI 维持治疗的效果优于 H_2-受体拮抗剂和促动力药，维持治疗药物用量无统一标准，多用常规剂量的 PPI。

2.外科治疗

重症病人内科治疗无效或食管有瘢痕狭窄者需外科手术治疗。

三、裴正学教授思维方法

祖国医学将本病归属于"嘈杂""吐酸""胸痹""呕吐"等范畴。其主要病位在胃，与五脏密切相关。胃居中焦，属土，主通降，与脾互为表里，与心、肺为母子关系。张景岳曾提出"善治脾胃者，即可以调五脏，同时调五脏亦可以治脾胃"，可见胃与五脏不仅在生理上密切相关，病理上也可相互影响。裴正学教授认为本病以实证居多，实证多为肝气郁滞，胃气上逆，痰热互结，食滞不化，故辨证时要辨明虚实寒热。治疗当以疏肝理气，和胃降逆，清热化痰，消积导滞为法，其常用基础方为四逆散，本方为疏肝解郁、调和肝脾的祖方，方中柴胡疏肝解郁，升清阳外透瘀热，为君药；白芍养血敛阴，与柴胡相配，使郁热透解而不伤阴，为臣药；佐以枳实行气散结，增强舒畅气机之效；炙甘草缓急和中，又能调和诸药为使。在此基础上，根据不同辨证分型，选用旋覆代赭汤、丹栀逍遥散、黄连温胆汤、半夏厚朴汤、越鞠丸、香砂六君子汤、四君子汤、裴氏养胃汤等加减进退。

四、中医辨证分型及方药

1. 肝胃不和证

证见：因情志不遂致胃脘胀满，攻撑作痛，牵及两胁，胸闷脘堵，嗳气频繁，反酸呃逆，食欲不振，大便不爽，舌苔薄白，脉弦。

治则：疏肝理气，和胃降逆。

方药：四逆散合旋覆代赭汤加减：柴胡 10g，枳实 10g，白芍 15g，半夏 10g，陈皮 6g，茯苓 15g，生姜 6g，代赭石 15g，紫苏梗 15g，郁金 10g，炙甘草 6g。方中柴胡疏肝解郁，枳实下气导滞，白芍养肝敛阴，半夏、生姜、代赭石化痰散结、和胃降逆，紫苏梗、陈皮宽中理气、和胃降逆，共奏疏肝理气、和胃降逆之功。

2. 肝胃郁热证

证见：胸骨后或剑突下灼热感或烧灼样疼痛，胃脘胀满，进食后胸骨后疼痛加重，反酸嗳气，呃逆，烦躁易怒，口苦咽干，大便干燥，舌苔黄腻，脉弦数。

治则：疏肝泄热，清胆和胃。

方药：丹栀逍遥散合黄连温胆汤加减：柴胡 10g，丹皮

10g，栀子 10g，黄连 6g，枳实 10g，白芍 15g，半夏 10g，陈皮 6g，茯苓 10g，生姜 6g，竹茹 10g，紫苏梗 10g，甘草 6g。方中柴胡疏肝解郁，枳实下气导滞，白芍养肝敛阴，半夏、生姜化痰散结、和胃降逆，丹皮、山栀子、黄连、竹茹清泄肝胆之热，苏梗、陈皮宽中理气、和胃降逆，共奏疏肝泄热、和胃降逆之功。

3. 痰气交阻证

证见：喉中哽噎不适，胸膈满闷，甚则疼痛，嗳气呃逆，呕吐痰涎或食入即吐，口干咽燥，大便艰涩，舌苔薄白或腻，脉弦滑。

治则：理气化痰，宽胸畅膈。

方药：半夏厚朴汤合越鞠丸加减：半夏 10g，厚朴 10g，苏梗 10g，生姜 6g，茯苓 10g，川芎 6g，香附 10g，山栀子 10g，苍术 10g，神曲 10g，丹参 10g，砂仁 6g，郁金 10g，瓜蒌 15g，生甘草 6g。方中半夏、生姜化痰散结、和胃降逆，厚朴、苏梗、瓜蒌行气散结、宽胸畅膈，丹参、川芎、郁金行气活血、化瘀止痛，苍术、砂仁、神曲燥湿运脾、消积导滞。

4. 脾胃虚弱证

证见：胃脘隐痛，绵绵不断，口泛清水，进食时胸膈噎塞感，食欲缺乏，神疲乏力，大便溏薄，舌苔薄白，脉细弱。

治则：益气健脾，和胃降逆。

方药：香砂六君子汤加减：党参 15g，白术 10g，茯苓 15g，砂仁 6g（后下），木香 6g（后下），半夏 10g，陈皮 6g，生姜 6g，紫苏梗 10g，炙甘草 6g。方中党参、白术健脾益气，茯苓健脾渗湿，半夏燥湿降逆，砂仁、陈皮宽中和胃，紫苏梗、木香理气止痛，共奏益气健脾、和胃降逆之功。

5. 胃阴亏虚证

证见：胃脘隐痛或灼痛，午后尤甚，或嘈杂心烦，口燥咽干，纳呆食少，大便干结或干涩不爽。舌质红，舌苔少或剥脱，或干而少津，脉细数。

治则：养阴益胃，理气止痛。

方药：裴氏养胃汤加减：生地 15g，天花粉 10g，沙参 15g，麦冬 10g，石斛 15g，白芍 15g，郁金 10g，延胡索 10g，佛手 10g，甘草 6g。方中天花粉、沙参、石斛和养胃阴；麦冬、白芍、生地滋养肝阴；郁金、延胡索、佛手疏肝理气止痛。

6. 气虚血瘀证

证见：面色无华，身疲乏力，气短懒言，形体消瘦，口干咽燥，吞咽困难，胸骨后疼痛，舌淡暗，舌边有瘀点，脉沉涩。

治则：益气健脾，活血祛瘀。

方药：四君子汤合丹参饮加减：太子参 6g，茯苓 6g，白术 6g，丹参 6g，檀香 6g，砂仁 6g，郁金 6g，紫苏梗 10g，赤芍 15g，川芎 6g，甘草 6g。方中太子参、茯苓、白术益气养阴健脾，丹参、川芎、赤芍活血祛瘀，檀香、紫苏梗、砂仁行气化浊，宽胸理气。共奏益气健脾，活血化瘀之功。

五、裴正学教授用方解析

裴正学教授治疗本病首选基础方剂为四逆散，《伤寒论》：

"少阴病，四逆，其人或咳，或悸，或小便不利，或腹中痛，或泄利下重者，四逆散主之。"四逆散由柴胡、枳实、白芍、炙甘草组成，方中柴胡疏肝解郁，枳实下气导滞，白芍养肝敛阴，炙甘草补脾和胃，共奏疏肝理气、和胃降逆之功。临证使用时，若呃逆者合并旋覆代赭汤；上腹胀满者，加丹参10g、木香6g、草豆蔻6g；胸骨后疼痛时，辨清疼痛性质，气滞当理气，血瘀当活血，宜气分血分药合用，如延胡索与乌药、丹参与檀香相配，并结合抑制胃酸药，如瓦楞子10g（煅），海螵蛸10g，白矾10g常能取得良好的止痛效果；胸脘痞闷也可用瓜蒌薤白半夏汤，瓜蒌薤白半夏汤并非冠心病才能用，只要符合"寸口脉沉而迟，关上小紧数"者均可用，或加厚朴10g，莪术10g行气散结；嗳气频繁者，加沉香（后下）6g，白豆蔻（后下）6g顺气降逆；胸骨后或剑突下灼热者，加黄连6g，蒲公英15g清胃热；疼痛较剧者，加瓜蒌15g，延胡索10g（醋）加强疏肝止痛之力；腹胀便结者，加厚朴10g，生大黄10g通腑泄热；脘胀痞满、不思饮食者，加木香6g，砂仁6g醒脾开胃；吞咽困难者，加浙贝母10g，三棱10g，莪术10g行气化痰、软坚散结；伴咳嗽者，加杏仁10g，紫苏子10g，桔梗10g止咳化痰；脘腹满闷，纳呆便溏者，加苍术10g，山药15g，白蔻仁6g燥湿健脾；胃脘冷痛，喜温喜按，四肢不温者，加干姜10g，附子6g，桂枝6g或加服黄芪建中汤温中祛寒；气阴两虚者，加黄芪15g，党参15g，山药15g益气健脾；大便干结者，加火麻仁30g润肠通便；津伤较甚者，加麦冬10g，玄参10g，生地10g助增液润燥之力；阴虚内热较重者，加百合 30g，生地 15g，知母 10g 滋阴清热；此外，"六腑以通为用"，大便通畅与否是通腑降逆的重要环节，治疗本病时应首选生大黄通腑降气，与枳实、厚朴相配，可加强和胃降逆之力，使邪祛而正安也。

六、裴正学教授临床病案举例

例 1：王某，男，52 岁。主诉：胸骨后烧灼感 1 月余，加重伴疼痛一周。患者自诉 1 月前因进食多量甜食后出现胸骨后烧灼感，未予重视，一周前上述症状加重伴疼痛，心烦易怒，口干苦伴异味，渴不欲饮，汗多消瘦，神疲乏力，面目晦暗，失眠，大便干，小便正常，舌绛无苔，脉细数。兰州大学第一医院行胃镜检查示：食管中下段黏膜呈条状、片状糜烂；胃窦黏膜红白相间，以红相为主，黏膜充血水肿；C14 呼气试验示：幽门螺杆菌（-）。

【西医诊断】反流性食管炎。

【中医辨证】气阴两虚证。

【治则】益气养阴，降逆开郁。

【方药】裴氏养胃汤、胆胰合症方、复方半夏泻心汤加减：生地 15g，天花粉 10g，沙参 15g，麦冬 10g，石斛 15g，柴胡 10g，枳实 10g，白芍 10g，大黄 6g，黄连 6g，黄芩 10g，木香 10g，半夏 6，干姜 6g，党参 10g，生龙骨 15g，生牡蛎 15g，海螵蛸 15g，旋覆花 10g，代赭石 15g。水煎服，两日 1 剂，共 7 剂，口服。

二诊：患者胸骨后烧灼感减轻，食欲稍有增加，但仍有胸骨后疼痛感，眠差，便秘，舌红，苔黄，脉细数。以初诊方加酸枣仁15g，茯神10g，大黄增至15g后下。水煎服，一日1剂，共30剂，口服。

三诊患者自诉服用上方后胸骨后疼痛及便秘症状明显缓解，两月来自行服用此方50余剂，现患者已无明显不适，气色精神已如常人，胃镜检查示：食管中下段黏膜呈淡红色，光滑柔软，可见清晰的毛细血管网。故在原方基础上将大黄减至6g，继续服30剂巩固疗效。

例2：安某，女，48岁。主诉：反酸烧心、胃脘胀痛半月余。患者半月前与人发生口角后出现反酸烧心，胃脘胀痛，喉中哽噎，胸膈满闷，嗳气呃逆，口干咽燥，大便艰涩，舌苔薄白，脉弦滑。胃镜检查示：食管下段黏膜条索状、片状糜烂，胃黏膜红白相间，以红相为主，黏膜充血水肿。

【西医诊断】胆汁反流性食管炎。

【中医辨证】肝郁脾虚，痰气郁结。

【治则】疏肝健脾，理气化痰。

【方药】半夏厚朴汤合越鞠丸加减：半夏10g，厚朴10g，苏梗10g，生姜6g，茯苓10g，川芎6g，香附10g，山栀子10g，苍术10g，神曲10g，丹参10g，砂仁6g，郁金10g，瓜蒌15g，生甘草6g。水煎服，一日1剂，共15剂，口服。

二诊：患者服药后反酸烧心症状消失，胃脘部疼痛较前减轻，食欲缺乏，效不更方，继服15剂，服法同前。

三诊：患者自觉诸症状消失，治疗效果显著，予裴氏胃安康巩固疗效。

七、古今各家学说荟萃

《素问·至真要大论》谓："诸呕吐酸……，皆属于热"，认为吐酸为胃热之证。

《诸病源候论》："噫醋者，由上焦有停痰，脾胃有宿冷，故不能消谷，谷不消则胀满乃气逆，所以好噫而吞酸。"

至金元时期，刘完素仍强调本证为热所致，李东垣则言其寒。

朱丹溪则认为《素问》言热是言其本，东垣言寒是言其末。

《景岳全书·吞酸》中认为"东垣之论为是，而以河间之论为非也"，主张"治吞酸、吐酸，当辨虚实之微甚，年力之盛衰，实者可治其标，虚者必治其本"。

《张氏医通·呕吐哕·吐酸》中说："若胃中湿气郁成积，则湿中生热，从木化而为吐酸，久而不化，肝木日肆，胃土日衰，当平肝扶胃，逍遥散服左金丸。"

现代中医学者对本病诊治各有不同观点，以下列举一二：

卢文生运用和胃降逆法治疗胆气犯胃型反流性食管炎，以自拟中药左旋颗粒剂（黄连、吴茱萸、旋覆花、代赭石、生姜、半夏、人参、甘草等）取得了显著的治疗效果。

李旭等运用炒苍术、炒香附、川芎、枳实、炒山栀子、神曲等组成基本方，调肝清胃顺升降治疗反流性食管炎。

郭丽媛等运用清肝和胃方（吴茱萸、黄连、太子参、麦冬、法半夏、川楝子、佛手、陈皮、乌贼骨、煅瓦楞子、炙甘草）治疗反流性食管炎，治疗组总有效率、对部分症状（嗳气、吞咽困难）缓解程度优于单纯使用西医治疗方法的对照组，未发现不良反应。

李启秀等运用蒿芩清胆汤治疗反流性食管炎，药物组成为青蒿、黄芩、竹茹、半夏、陈皮、生枳壳、赤茯苓、碧玉散等，结果在各项症状积分及证候总积分改善、证候临床疗效、胃镜疗效方面，均明显优于西药组。

汤建光运用中药食管安颗粒治疗，其嗳气、胃脘胀痛或痞满、胸膈刺痛、泛吐黏痰、烧心、反酸、便秘等症候都得到了显著改变。

宋俊建运用降逆化痰活瘀方，由半夏、苏梗、陈皮、土茯苓、旋覆花、代赭石、桃仁、赤芍等组成，祛痰散结、降逆和胃、行气宽中，疗效显著。

第二章　胃炎、消化性溃疡

一、解剖生理及病理

胃是消化系统各部中最膨大的部分，上连食管，下续十二指肠。通常胃在中等程度充盈时，大部分位于左季肋区，小部分位于腹上区。胃的近端与食管连接处是胃的入口称贲门，胃的远端连接十二指肠处，是胃的出口称幽门。胃具有运动和分泌两大生理功能，通过其接纳、储藏食物，将食物与胃液研磨、搅拌混匀，初步消化，形成食糜并逐步分次排入十二指肠。

病理上，急性胃炎胃镜可见黏膜潮红、充血、水肿，有黏液附着，或可见糜烂。慢性胃炎胃镜可见胃黏膜充血、水肿，呈红色，可伴有点状出血和糜烂，表面可有灰黄色或灰白色黏液性渗出物覆盖。镜下，病变主要位于黏膜浅层即黏膜层上三分之一处，呈灶状或弥漫分布，胃黏膜充血、水肿、表浅上皮坏死脱落，固有层有淋巴细胞、浆细胞等慢性炎细胞浸润。大多经治疗或合理饮食可痊愈，少数转变为慢性萎缩性胃炎。消化性溃疡病镜下常呈圆形或椭圆形，溃疡边缘常增厚而充血、水肿，底部洁净，覆盖有灰白色纤维样渗出物，溃疡深者可累及肌层，越过浆膜层时可发生穿孔，溃疡的底部血管特别是动脉侵蚀时，可引起大出血。光学显微镜下，溃疡可分为四层：①表面为白色纤维样渗出物，内含很多白细胞和红细胞；②其下为嗜酸性纤维样坏死带；③第三层为炎性肉芽组织，含有丰富的血管；④溃疡底层系一层致密的纤维组织疤痕。

二、诊断及治疗

（一）临床诊断

1. 急性胃炎诊断标准

（1）急性单纯性胃炎

①有各种理化因素刺激史，如大量饮烈性酒，服某些药物，进食过于粗糙的食物，暴饮暴食，进食被细菌或细菌毒素污染的食物等病史；②临床症状：发病急，多于饮食不当后数小时或24h内发病；表现上腹不适或疼痛，恶心、呕吐，不思饮食；因细菌感染者常有发热，伴肠炎者有腹痛、腹泻；③胃镜检查可见胃黏膜充血、水肿、渗出、点状出血或伴有灶性糜烂，病理检查黏膜内有中性粒细胞和单核细胞浸润。

（2）急性糜烂性胃炎

①常有严重感染、大面积烧伤、颅脑外伤、大手术、休克等病史或应用某种药物、过度劳累、精神紧张等诱发因素；②临床症状：骤然起病，以上消化道出血即呕血或黑便为主要表现，严重者可引起休克；③在出血后24～48h内进行胃

镜检查可见多发性糜烂、出血等特征性的急性胃黏膜病变，是确诊的主要依据。

2. 慢性胃炎的诊断标准

目前以内镜下表现为主要诊断依据：

（1）浅表性胃炎

①胃黏膜红白相间或呈花斑状；②有斑片状发红或线状发红，前者界线不甚明显，呈鲜红色；③有的地方水肿充血；④糜烂的周围常有炎症表现，糜烂面上常有白苔；⑤黏液增多，且多附着在黏膜上不易脱落；⑥病变部位以胃窦部为最明显，多为弥漫性也可局限而分散。病理活检提示，浅表性胃炎，腺体完整不减少。

（2）萎缩性胃炎

①萎缩的胃黏膜颜色呈苍白或灰白、灰黄、灰绿色；②血管透见清楚，萎缩轻者可见到黏膜内小血管，重者可见到黏膜下的大血管，如树枝状，呈红色或紫蓝色；胃底贲门的血管正常时也可见到；③萎缩黏膜的范围可弥漫，也可局限，也可轻重不均匀而使黏膜外观高低不平，有些地方呈颗粒状或结节状隆起，称疣状胃炎。

3. 消化性溃疡的诊断标准

（1）中上腹痛、反酸

是消化性溃疡病的典型症状，腹痛发生与餐后时间的关系是鉴别胃与十二指肠溃疡病的临床依据。胃溃疡的腹痛多发生在餐后半小时左右，而十二指肠溃疡则常发生在空腹。近年来抑酸药的广泛使用，非甾体类抗炎药（NSAID）溃疡临床上无症状者居多，部分以上消化道出血为首发症状。

（2）胃镜检查和上消化道钡餐检查

胃镜检查和上呼吸道钡餐检查是诊断消化性溃疡病的主要方法。胃镜检查过程应注意溃疡的部位、形态、大小、深度、病期以及溃疡周围黏膜的情况。胃溃疡者应行常规活组织检查。NSAID 溃疡以胃部多见，分布在幽门、胃窦和胃底部，形态多样，大小为 0.2 ~ 3.0cm 不等，呈多发、浅表性溃疡。

（3）尿素酶试验和核素标记 C- 呼气试验

对消化性溃疡病常规进行尿素酶试验或核素标记 C- 呼气等试验，以明确是否存在幽门螺旋杆菌感染。

（二）西医治疗

1.急性胃炎的治疗

（1）药物治疗

腹痛可给解痉剂，如颠茄片每次 10mg，每日 3 次口服；普鲁苯辛每次 15mg，每日 3 次口服；654 - 2 每次 10mg，每日 3 次口服。恶心呕吐可给胃复安每次 5 ~ 10mg 或吗丁啉每次 10mg，每日 3 次口服。细菌感染者可给黄连素每次 0.3g，每日 3 ~ 4 次，或庆大霉素 4 万单位，每日 4 次口服，伴腹泻者可选用氟哌酸 0.2g，每日 3 次口服。疗程视病情一般 3 ~ 5d。有胃黏膜糜烂、出血者，可用抑制胃酸分泌的 H_2- 受体拮抗剂或质子泵抑制剂，或具有胃黏膜保护作用的硫糖铝等。一旦发生大出血则应采用综合措施进行抢救。

（2）脱水及电解质紊乱、酸中毒的治疗

轻症时嘱患者多饮水或口服补液盐；重症时可给生理盐

水与5%葡萄糖液按（2～3）：1的比例静脉补液，排尿后适当补钾。酸中毒者给以适量的5%碳酸氢钠。

2. 慢性胃炎的治疗

（1）药物治疗

①消除或削弱攻击因子：包括根除幽门螺旋杆菌；抑酸或抗酸治疗；针对胆汁反流、服用NSAIDs等做相应治疗和处理。

②增强胃黏膜防御：适用于有胃黏膜糜烂、出血或症状明显者。药物包括兼有杀幽门螺旋杆菌作用的胶体铋，兼有抗酸和胆盐吸附作用的铝碳酸制剂和单纯黏膜保护作用的硫糖铝等。

③动力促进剂：如吗叮啉、胃复安等。

（2）手术治疗

慢性胃炎患者不论萎缩性胃炎、浅表性胃炎，应以内科治疗为主，一般不主张手术治疗。但对慢性萎缩性胃炎伴有重度不典型增生时，有癌变可能，应立即考虑手术治疗，手术后还应继续随访。对轻度和中度不典型增生，用中药治疗仍可逆转，无需手术。

3. 消化性溃疡的治疗

（1）消化性溃疡治疗的策略

对内镜或X线检查诊断明确的胃溃疡或十二指肠溃疡，首先进行要区分有无幽门螺旋杆菌感染。幽门螺旋杆菌阳性者应首先进行抗幽门螺旋杆菌治疗，必要时在抗幽门螺旋杆菌治疗结束后再给予2～4周抗酸分泌治疗。对幽门螺旋杆菌阴性的溃疡包括NSAIDs相关性溃疡，可按过去的常规治疗，

即服任何一种 H_2– 受体拮抗剂或质子泵抑制剂，胃溃疡疗程为 4 ~ 6 周，十二指肠溃疡疗程为 6 ~ 8 周。也可用胃黏膜保护剂替代抗酸分泌剂治疗十二指肠溃疡。至于是否进行维持治疗，应根据溃疡复发频率、患者年龄、服用 NSAID、吸烟、合并其他严重疾病、溃疡并发症史等危险因素的有无，综合考虑后决定。至于外科治疗，由于内科治疗的进展，目前仅限于极少数有并发症者。

（2）药物治疗

①根除幽门螺旋杆菌。目前尚无单一药物能有效地根除幽门螺旋杆菌，因而发展了将抗酸分泌剂、抗生素或起协同作用的铋剂联合应用的治疗方案。消化性溃疡根除幽门螺旋杆菌多采用一种质子泵抑制剂加上克拉霉素、阿莫西林（或四环素）、甲硝唑（或替硝唑）和呋喃唑酮等抗生素中的两种，组成三联疗法。抗酸分泌药在根除幽门螺旋杆菌治疗中应用的标准剂量见下表，克拉霉素 250 ~ 500mg，阿莫西林或四环素 500 ~ 1000mg，甲硝唑 400mg，呋喃唑酮 100mg，每日两次。根除幽门螺旋杆菌的疗程一般为 7d。可用 H_2– 受体拮抗剂替代质子泵抑制剂，以降低费用，但疗效亦有所降低。初次治疗失败者，可用质子泵抑制剂、胶体次枸橼酸铋(240mg，每日两次）合并两种抗生素组成的四联疗法。

常用抗酸分泌药物

药物	每粒剂量（mg）	治疗溃疡标准剂量（mg）	根除幽门螺旋杆菌标准剂量（mg）
质子泵抑制剂			
奥美拉唑	20	20 qd	20 bid
兰索拉唑	30	30 qd	30 bid

续表

药物	每粒剂量（mg）	治疗溃疡 标准剂量	根除幽门螺旋杆菌 标准剂量（mg）
潘托拉唑	40	40 qd	40 bid
雷贝拉唑	10	10 qd	10 bid
埃索美拉唑	20	20 qd	20 bid
H_2- 受体拮抗剂			
西咪替丁	400 或 800	400 bid 或 800 qn	
雷尼替丁	150	150 bid 或 300 qn	
法莫替丁	20	20 bid 或 40 qn	

②抗酸分泌。溃疡的愈合特别是十二指肠溃疡的愈合与抑酸强度和时间成正比，药物治疗中 24h 胃内 pH > 3 总时间可预测溃疡愈合率。

③保护胃黏膜。

硫糖铝：抗溃疡作用的机制主要与其粘附覆盖在溃疡面上阻止胃酸、胃蛋白酶侵袭溃疡面和促进内源性前列腺素合成等有关，主要用于胃溃疡的治疗。硫糖铝副作用小，便秘是其主要不良反应。

胶体次枸橼酸铋：除了具有与硫糖铝类似的作用机制外，尚有较强的抗幽门螺旋杆菌的作用，主要用于根除幽门螺旋杆菌的联合治疗。

米索前列醇：具有增加胃十二指肠黏膜黏液／碳酸氢盐分泌、增加黏膜血流和一定的抑制胃酸分泌的作用，主要用于 NSAIDs 相关性溃疡的预防。

（3）手术治疗

适应证为：①大量出血经内科紧急处理无效；②急性穿孔；③瘢痕性幽门梗阻；④内科治疗无效的难治性溃疡；⑤胃溃

疡疑有癌变。

三、裴正学教授思维方法

裴正学教授认为，胃炎、消化性溃疡均可归属于祖国医学中的"胃脘痛""嘈杂""痞满""呕吐"等范畴，故可以放在一起进行论述，并统称为慢性胃病。裴正学教授认为中、西两种医学在治疗慢性胃病方面各有千秋，在抑制胃幽门螺旋杆菌方面西医有三联、四联治疗，直接抑制效果优于中医，但易反复，且反复使用抗幽门螺旋杆菌药物会使胃黏膜变薄。中医三黄泻心汤也能抑制幽门螺旋杆菌。在制酸方面西医有H_2-受体拮抗剂、质子泵抑制剂和硫糖铝这些药物，且新的药物不断问世，这方面与中医相比，有一定优势；在解痉方面中、西医各有优势，平分秋色；在提高食欲、调整胃肠道植物神经以及改善症状方面中医优于西医。

中医认为脾胃同属中焦，脾主运化，胃主受纳，并腐熟水谷；脾主升清，将水谷之精微输布全身，胃主降浊，将糟粕之物排入肠道；二者一升一降，一纳一化，共同完成消化吸收功能，以化生气血精微。同时肝胆与脾胃关系十分密切，肝主疏泄，调畅气机，喜条达而恶抑郁，脾胃运化受纳功能有赖于肝气疏泄，肝气郁结不仅可以导致本身病变，还可横逆犯脾，脾虚气血生化乏源，肝体失阴血濡养则引起虚阳浮亢。因此，它们各自的功能及其关系失调，均可为病。故本病主要病位在胃，与肝、胆、脾关系密切。基于上述认识，上述疾病病机是在患者脾胃虚弱的基础上，外邪乘虚而入，脾胃阴阳失调，升降失常，形成虚实相兼、以虚为主、寒多热少、血瘀现象贯穿于疾病全过程的胃病。

在治疗方面，裴正学教授认为60%的胃炎及消化性溃疡都可以用香砂六君子汤合半夏泻心汤治疗，故香砂六君子汤和半夏泻心汤是治疗上述疾病的两个代表方剂，香砂六君子汤健脾和胃，半夏泻心汤化痰消痞。除半夏泻心汤和香砂六君子汤外，裴正学教授治疗上述疾病还常用以下两个方剂，一是裴氏养胃汤，裴氏养胃汤由北沙参、麦冬、玉竹、石斛组成，该方是在《温病条辨》养胃汤中去除生地黄，加上石斛而成，地黄虽能滋阴，但碍胃，石斛益胃生津，滋阴清热，该方多用于慢性胃炎舌红无苔，口干欲饮者；二是黄连解毒汤，由大黄、黄连、黄芩组成，用于舌苔黄腻，便秘之胃病。

同时根据不同辨证分型，裴正学教授常使用大小建中汤、枳实消痞丸、天台乌药散、附子理中汤、良附丸、三仁汤、藿朴夏苓汤、参麦饮、竹叶石膏汤、柴胡疏肝散、逍遥散、丹参饮等方剂加减进退治疗本病。特别强调，血瘀伴随此类疾病的整个过程，血瘀既是脾胃虚损的病理产物，又是进一步导致病变发展的根本原因。叶天士《临证指南医案》说："初病在气，久病入血"。因此裴正学教授在治疗此类疾病时常加入活血化瘀的中药，但化瘀亦需和理气、补气相结合，方可取得很好的疗效，故常用当归、川芎、白芍、制乳香、制没药、丹参、三棱、莪术、木香、砂仁等药配合使用。

四、中医辨证分型及方药

1. 外邪犯胃证

证见：常突然发病，恶寒发热，头身疼痛，胸脘满闷，恶心呕吐，胃脘疼痛。舌质红，舌苔白腻，脉濡缓。该症型在西医常见于急性胃炎。

治则：解表散寒，化湿和中。

方药：藿香正气散、平胃散加减：藿香 10g，紫苏叶 10g，厚朴 10g，陈皮 6g，茯苓 10g，大腹皮 10g，木香 6g，苍术 10g，厚朴 10g，鸡内金 10g，炒麦芽 10g，炒山楂 10g，炒神曲 10g。

2. 饮食积滞证

证见：胃脘饱满，疼痛嗳气，呕吐酸腐宿食，食欲不振，饮食难化，大便稀溏，泻而不爽。舌质红，舌苔厚腻，脉滑数。

治则：消食导滞，和胃降逆。

方药：保和丸加减：生山楂 30g，熟山楂 30g，炒神曲 10g，炒麦芽 10g，半夏 10g，茯苓 10g，青皮 6g，陈皮 6g，莱菔子 10g，木香 6g，连翘 15g，槟榔 10g，黄连 6g，甘草 6g，生姜 6g，莪术 6g。

3. 脾胃虚寒证

证见：胃脘痞满，喜温喜按，恶心呕吐，食欲不振，食入难化，倦怠乏力，四肢不温，面色皓白，大便溏泻不爽。舌质淡红，苔白滑，脉细弱。

治则：温中健脾，和胃降逆。

方药：香砂六君子汤、附子理中汤加减：木香 6g，砂仁 3g，党参 15g，白术 10g，茯苓 10g，甘草 6g，陈皮 6g，半夏 6g，焦三仙各 10g，莱菔子 10g，连翘 15g，高良姜 6g，香附 6g，附子 6g（先煎），干姜 6g。

4. 脾胃湿热证

证见：胃脘疼痛，胸闷呕恶，口干口苦，口臭，出汗黏腻，或肛门灼热。舌红苔黄腻，舌体胖大，边有齿痕，脉滑数。

治则：健脾和胃，清利湿热。

方药：半夏泻心汤、三仁汤加减：半夏 6g，厚朴 10g，白豆蔻 10g，杏仁 10g，薏苡仁 30g，苍术 10g，陈皮 6g，甘草 6g，茯苓 10g，白术 10g，黄芩 10g，黄连 6g，党参 15g，甘草 6g，生姜 6g。

5. 肝胃不和证

证见：胃脘胀痛，痛连两胁向后背放射，口苦吞酸，呕吐嗳气，心烦易怒，情绪刺激使胃脘疼痛加重。舌质红，苔薄白，脉弦滑。

治则：疏肝理气，和胃止痛。

方药：胆胰合症方加减：柴胡 10g，枳实 10g，白芍 10g，甘草 6g，川芎 6g，香附 6g，丹参 10g，木香 6g，草豆蔻 6g，大黄 6g，黄芩 10g，黄连 6g，元胡 10g，川楝子 20g，制乳香 6g，制没药 6g，干姜 6g，蒲公英 15g，败酱草 15g。

6. 胃阴亏虚证

证见：胃脘灼热疼痛，口干咽燥，便秘，消瘦，口舌糜烂，食少纳呆，食后饱胀，大便干燥，干呕嗳气，喜食冷饮。舌红少苔，光亮如镜，或有裂纹，或舌苔剥脱，脉细数。

治则：养阴益胃。

方药：裴氏养胃汤加减：北沙参10g，麦冬10g，玉竹10g，石斛10g，白扁豆30g，半夏6g，黄芩10g，黄连6g，党参10g，甘草6g，大枣4枚，丹参20g，百合10g，乌梅6g，生麦芽20g。

7. 瘀阻胃络证

证见：胃痛日久不愈，疼痛固定、拒按，大便潜血阳性或黑便；舌质暗红或紫，或有瘀斑，脉弦涩。

治则：活血化瘀，通络止痛。

方药：活络效灵丹、失笑散加减：当归10g，白芍10g，川芎10g，黄精20g，黄芪10g，高良姜6g，制乳香6g，制没药6g，三棱10g，莪术10g，吴茱萸6g，乌药10g，蒲黄6g，五灵脂10g，肉桂6g，枳实10g，丹参20g，木香6g，草豆蔻6g。

五、裴正学教授用方解析

裴正学教授认为饮食不节、肝气犯胃、脾胃虚弱为此类疾病的主要原因，治疗之本为健脾补虚，裴正学教授常用香砂六君子汤和半夏泻心汤作为治疗此类疾病的基础方，香砂六君子汤由六君子汤加木香、砂仁而成，故名"香砂六君子汤"。方中党参益气健脾、补中养胃，为君；臣以白术健脾燥湿；佐以茯苓渗湿健脾，陈皮、木香芳香醒脾，理气止痛，半夏化痰湿，砂仁健脾和胃，理气散寒；使以甘草调和诸药，全方扶脾治本，理气化痰。半夏泻心汤可以调整中焦斡旋失司，气机升降不利之证。裴正学教授在半夏泻心汤基础上加白芍、枳壳（或枳实打碎）、生龙骨、生牡蛎，其中白芍缓急止痛，枳壳理气，生龙骨、生牡蛎保护胃黏膜，就形成了裴氏半夏泻心汤。在以上两方的基础上，临证时裴正学教授常与下列方剂辨证联合使用。

1. 建中汤系

裴正学教授治上述胃病常用小建中汤、大建中汤。小建中汤是桂枝汤倍用白芍加饴糖组成，方中饴糖为君药，可补脾益气，缓急止痛，甘温建中；白芍、甘草酸甘化阴；桂枝、甘草辛甘化阳，整个方剂突出了一个"甘"字，体现小建中汤缓急和中的特点。此外，小建中汤加黄芪可增加补气作用，此为黄芪建中汤；加当归可增加补血的作用，此为当归建中汤。大建中汤组成为川椒、干姜、人参、饴糖，该方大辛大热，与小建中汤不同，方用偏走上焦，能止呕，而小建中不能止呕。

2. 五零四胃药及三白汤

五零四胃药是裴正学教授研制的治疗胃酸胃疼的专方，由香附、明矾、元胡、瓦楞子（煅）组成，方中香附、元胡治疗多种胃脘疼痛，明矾（常用3g）和瓦楞子（煅）制酸，共奏抑酸止痛之功。三白汤是裴正学教授另一个治疗胃脘痛的方剂，由白芍30g，白芷10g，白蒺藜10g组成，其中白芍是缓急止痛的良药，白芷既治头痛身痛，又能治胃脘痛，白蒺藜治肝木克土之腹痛，本方主要用于阵发性腹部绞痛。

3. 化瘀止痛方

曾有古籍中提出瘀血可以导致腹满、腹胀，但没有提出相应方剂，针对这种情况裴正学教授创立了两个自拟方：一是无地黄良香，此方由川芎、白芍、当归、黄芪、高良姜、香附组成，其中川芎活血行气，白芍养血调经，缓急止痛，黄芪补气，高良姜温胃散寒止痛，香附行气止痛，该方重在补气养血通络；二是三术乌吴蒲黄肉，此方由三棱、莪术、乌药、吴茱萸、蒲黄、肉桂组成，三棱、莪术破血行气止痛，乌药行气散寒，吴茱萸散寒止痛，蒲黄化瘀，肉桂温阳通经止痛，该方重在温阳化瘀通络。以上两方都用于瘀血胃痛，舌底血管曲张，脉弦者。化瘀止痛方的提出是裴正学教授治疗胃脘病的一个创新。

4. 附子大黄汤

对于寒性胃痛，临床进一步辨证分为实寒性疼痛和虚寒性疼痛，其中虚寒性疼痛表现为胃疼喜温喜按，两个建中汤系可以解决。但对于实寒性胃疼，表现为胃疼拒按，建中汤系疗效欠佳，此时裴正学教授用大黄附子汤，该方来源于《金匮要略》，由大黄、附子、细辛组成，临证可用附子 10g 先煎，大黄 10g 后下。

5. 裴氏胆胰合症方

《伤寒论》（318 条）"少阴病，四逆，其人或咳，或悸，或小便不利，或腹中痛，或泄利下重者，四逆散主之"。《伤寒论》（165 条）"伤寒发热，汗出不解，心中痞硬，呕吐而下利者，大柴胡汤主之"，大柴胡汤治少阳、阳明合病，其组成为小柴胡汤去党参、炙甘草，加大黄、枳实。裴正学教授在以上两方的基础上拟定了一个著名的裴氏胆胰合症方，组成为柴胡、白芍、枳实、炙甘草、丹参、木香、草豆蔻、大黄、黄连、黄芩、元胡、川楝子、制乳香、制没药、川椒、干姜、蒲公英、败酱草。方以柴胡、白芍、枳实、炙甘草为四逆散，功能疏肝理气，此为君。肝郁可以导致三种病理变化，一则"肝木克土"，丹参、木香、草豆蔻健脾理气；二则"肝郁化火"，故用大黄、黄连、黄芩清热泻火；三则"气滞血瘀"，故用元胡、川楝子、制乳香、制没药化瘀，以上三对药皆为臣药。最后再佐以干姜、川楝子散太阴之寒，佐以蒲公英、败酱草去热毒之邪。裴正学教授常用此方治疗慢性胆囊炎、慢性胰腺炎，故取名为胆胰合症方，其中大黄、黄连、黄芩、丹参、木香、草豆蔻、枳实为该方核心，故称为胆胰核心方（简称胆核），再加柴胡、白芍、炙甘草称为胆二核。裴氏胆胰合症方也可以治疗慢性胃炎，特别是胆汁反流性胃炎，胃脘痞闷、疼痛不适、心烦为辨证要点。特别强调，临证应用时枳实务必打碎，大黄后下，以保持大便每日三四次为宜。

针对胃脘病典型临床症状，裴正学教授通过长期的临床经验积累，总结出诸多个人治法及观点：

1. 胃胀是慢性胃病最常见的症状

裴正学教授在经方的基础上，结合个人的临床经验形成了针对胃胀的治疗体系，有三条主线：

（1）从实治疗。《金匮要略》"腹满不减，减不足言，大承气汤主之"；又说"按之心下满，此为实也，当下之，宜大柴胡汤"。裴正学教授认为大承气汤是治疗阳明腑实证的代表方，本方由柴胡、黄芩、半夏、白芍、大黄、枳实组成，临证以痞、满、燥、实为辨证要点。大承气汤与大柴胡汤都是通过攻下法治疗胃脘胀满的实证，不同的是大承气汤治疗全腹满，而大柴胡汤治疗胀满证在心下，它能解胆热、畅气机，通三焦作用比大承气汤强。此外，针对实性胃胀，裴正学教授还常用枳实导滞汤、小丹参饮、枳术汤、三黄泻心汤等加减。

（2）从虚实夹杂治疗。裴正学教授常用厚朴生姜半夏甘草人参汤。《伤寒论》（66条）"发汗后，腹胀满者，厚朴生姜半夏甘草人参汤主之"，方中厚朴量要大，人参量要小，为本虚标实证，其症状特点为胃脘胀满，下午加重。类似方剂还有枳实消痞丸，即枳实、党参、白术、茯苓、炙甘草、麦芽、神曲、厚朴、干姜、黄连。此外，《素问·至真要大论》"诸湿肿满，皆属于脾"，目前中焦湿阻引起的腹满越来越多，裴正学教授根据他的临床经验拟定了一个除湿、行气、治腹胀的方剂，即三仁合剂（歌诀：大冬瓜皮香，三苓苏仁槟），即由大腹皮、冬瓜皮、木香、白术、泽泻、茯苓、黄芩、紫苏梗、薏苡仁、槟榔组成，其中大腹皮、紫苏梗理气宽中，冬瓜皮、槟榔行气利水，木香行气健脾消食，白术健脾益气，泽泻利水渗湿，茯苓、薏苡仁健脾利水渗湿，临床使用症见胃胀、苔腻、体胖、便黏者。湿性胀满还有平胃散、胃苓汤亦可用。

（3）从虚治疗。《伤寒论》（273条）"太阴之为病，腹满而吐，食不下，自利益甚……"；《伤寒论》（277条）"自利不渴者，属太阴，以其脏有寒故也，当温之，宜服理中四逆辈"；《金匮要略·腹满寒疝宿食病脉证并治第十》"趺阳脉微弦，法当腹痛，不满者必便难，两胁疼痛，此虚寒从下上也，当以温药服之……"。裴正学教授常用四君子汤治疗脾胃气虚型胃胀，对于脾阳不升胃胀，症见胃胀食后加重伴腹泻，乏力，脉细无力，也可用补中益气汤，此时黄芪量宜小。对于虚寒性胃胀常用厚朴温中汤加减。同时，裴正学教授认为补肾阳可温中除满，此为其治疗虚寒性胃胀的另一特点，并自拟方葫羊合剂，该方由葫芦巴、淫羊藿、补骨脂、阳起石、蛇床子、小茴香、乌药、槟榔组成，其中葫芦巴、淫羊藿、补骨脂、阳起石补肾温阳，小茴香、乌药、槟榔温中理气，蛇床子为解毒杀虫温肾壮阳，散寒祛风，共奏温肾助阳之功。

2.恶心、呕吐、呃逆

裴正学教授认为恶心、呕吐、呃逆及反胃等症状，从中医角度多由于胃寒、胃热、外感、寒热错杂、贲门梗阻等因素引起。胃寒呕逆要辨虚实，属虚者常用旋覆代赭汤，本方是治疗脾胃虚寒之呕逆的首选方，除旋覆代赭汤外，还有陈皮竹茹汤，丁香柿蒂散、吴茱萸汤等亦常用，其中对于肿瘤患者放疗、化疗引起的恶心、呕吐，裴正学教授用陈皮竹茹汤的机会更多；对于胃虚肝寒水逆之呕逆，裴正学教授多用吴茱萸汤。属实者，裴正学教授常用裴氏止逆四药，即沉香、丁香、紫苏梗、肉豆蔻，其中沉香行气止痛、温中止呕，丁香温中降逆、温肾助阳，紫苏梗宽胸利膈、顺气止呕，肉豆蔻温中理气，该方用之得当效如伏鼓。胃热呕逆，裴正学教授针对这种类型的呕逆，常用三个经方，即竹叶石膏汤、大黄甘草汤、大柴胡汤。外感之呕逆，常用小柴胡汤，《金匮要略·呕、吐、哕、下利病脉证并治第十七》"呕而发热，小柴胡汤主之"，这种呕吐就是邪克少阳，半表半里之呕吐。寒热错杂之呕逆，常用黄连汤。《伤寒论》（173 条）"伤寒，胸中有热，胃中有邪气，腹中痛，欲呕吐者，黄连汤主之"。裴正学教授对这一经文又进行了注释，"胸者胃也，胃者肠也"，此为上热下寒之欲呕吐。伤寒论中的半夏泻心汤，甘草泻心汤及生姜泻心汤之呕吐均有上热下寒，病在中焦，临床表现有心下痞，但黄连汤无心下痞。贲门梗阻之呕逆，多见于贲门癌，贲门失弛缓综合征等,裴正学教授自创一方叫三对合剂，即丹参、木香、砂仁、三棱、莪术、香附、枳壳、厚朴、重楼、半夏、黄连、吴茱萸、川楝子、陈皮。该方对贲门失弛缓症引起的呕逆效果非常好，对贲门癌引起的呕逆、梗阻不仅能缓解症状，而且对肿瘤的发展也有一定的控制作用。他认为"形于内诸于外"，机体的任何不适，中医望、闻、问、切所得到的各种信号都是机体内部阴阳失调的外在表现，对这些外在情况的调整，实际上也是对机体内部阴阳之调整，裴正学教授把这一点形象地比喻为"条条辨证都治本""治标即为治本""一叶知秋""围点打援"等理论。

3. 食欲缺乏、厌食

裴正学教授认为在食欲缺乏、厌食方面中医治疗比西医有优势，治疗选方除香砂六君子汤外，还可以根据以下主要五个方面，选择相应的方剂：

（1）伤食、厌食，症见暴食后嘈杂、腹胀、恶心、苔多黄腻，脉滑，用保和汤。

（2）中焦湿阻，症见食欲不振，脘腹痞闷，身重乏力，便溏不爽，苔腻脉滑，用平胃散。

（3）外感少阳证厌食，症见外感后口苦咽干，不欲饮食，用小柴胡汤。

（4）心因性厌食，目前比较多见，用柴胡龙骨牡蛎汤，方中铅丹可以用生铁落代替。

（5）阳明腑实证厌食，证见发热、谵语、大便燥结、厌食，用大承气汤。同时裴正学教授根据多年的临床经验，创立了治疗厌食的大三合剂方（歌诀：大三香干焦三仙），即大腹皮、木香、香附、沉香、干姜、炒麦芽、神曲、莱菔子，其中大腹皮利水，木香、香附行气，干姜温中，炒麦芽、神曲、莱菔子消食。

4. 嘈杂

是指胃脘部似饥非饥，似饱非饱，得食则减的一类病症。裴正学教授治疗嘈杂常用四个方剂。胃寒型，嘈杂喜热，用香砂六君子汤加干姜、生姜；胃热型，嘈杂有烧灼感，用越鞠丸合左金丸；伤食嘈杂，用保和丸合左金丸；肝胃不和嘈杂，为情志所诱发，用柴胡疏肝散合左金丸。由此可见左金丸在治疗嘈杂方面有重要作用，该方来源于《丹溪心法》，由黄连、吴茱萸组成，两者剂量原为 6：1，裴正学教授常用 4：1，即黄连 12g，吴茱萸 3g。

5. 黑便、出血

若出血鲜红，舌苔黄，脉弦数者，为郁热迫血妄行，可以用三黄泻心汤加炒蒲黄、阿胶、地榆炭、白芨、生龙骨、生牡蛎、乌贼骨、汉三七清热止血；若出血紫黯，面色萎黄，四肢不温，舌淡，脉弱者，为脾胃虚寒，脾不统血所致，可用黄土汤加减，温运脾阳，益气摄血；若出血量多，呕血黑便都有时，应密切观察血压变化，出现面色苍白、四肢冰凉、出冷汗、脉微欲绝等危重症时应积极采用中西医结合抢救，静脉输血、补液，中药参附汤、独参汤、归脾汤均可使用。

同时针对此类疾病，裴正学教授反复强调活血化瘀的重要性，常用典型代表方剂有丹参饮、三术吴乌蒲黄肉，枳实代当效灵丹、物地黄良香、失笑散、金铃子散、乌马金干火硝硝、白鹤飞飞过草翘（见《裴正学医学笔记》）、膈下逐瘀汤等。

六、裴正学教授临床病案举例

例1：杨某，女，38岁。主诉：胃脘不舒伴恶心呕吐2次。时至盛夏，在夜间啤酒广场乘凉饮酒，受风着凉，浑身酸困，头重身痛，呕吐胃内容物，泻下稀水样便2次。查体：体温38℃，上腹部及脐周轻度压痛。舌质红，苔黄腻，脉滑数。

【西医诊断】急性胃肠炎。

【中医辨证】外感暑湿，内伤饮食。

【治则】祛暑解表，化湿和中。

【方药】藿香正气散加减：藿香10g，紫苏叶10g，厚朴10g，陈皮6g，茯苓10g，大腹皮10g，木香6g，苍术10g，鸡内金10g，炒麦芽10g，炒山楂10g，炒神曲10g，炒白术10g，炒扁豆30g。水煎服，一日1剂，共5剂，口服。

二诊：服药后第二天恶心呕吐减轻，腹痛泻下均好转，后以藿香正气水合保和丸调理善后。

例2：李某，男，35岁。主诉：上腹部胀痛伴恶心1周。食纳差，大便干结，小便短赤，口苦口黏。患者未做任何检查，在药店购买吗丁啉、藿香正气丸服用2d后症状减轻。但患者进食冰箱内的剩菜后再次出现上腹部胀痛，恶心，呕吐胃内容物，遂来急诊。查体：剑突下压痛，墨非氏点压痛（阳性），腹软，腹肌无紧张。舌质红，苔黄腻，脉弦紧。B超提示：胆囊壁粗糙，急性胆囊炎。血常规：白细胞 12.5×10^9/L，中性粒细胞78%，淋巴细胞22%。

【西医诊断】急性胃炎，急性胆囊炎。

【中医辨证】湿热瘀滞胃肠，兼食积内停。

【治则】清热化湿，消食导滞。

【方药】平胃散、大承气汤加减：苍术10g，厚朴10g，陈皮6g，甘草6g，大黄15g（后下），芒硝10g（冲化），枳实10g，白豆蔻10g，薏苡仁30g，杏仁10g，半夏6g，生姜6g，竹茹10g。水煎服，一日1剂，共7剂，口服。

二诊：服药后腹痛、恶心、呕吐好转，食纳差乏力，舌质红，苔白，脉弦滑。上方去芒硝，大黄减为6g，加炒麦芽、鸡内金各10g。服用14剂后病情痊愈。

例3：李某，女，50岁。主诉：胃脘疼痛伴腹泻1周。患者于1周前因进食生冷出现胃脘隐痛，食少纳呆，呕吐酸腐食物，腹泻稀便，食欲缺乏，乏力，舌质淡红，舌体胖大有齿痕，舌苔黄腻，脉弦数。患者平素胃脘不适，饮食不慎即感胃胀，隐隐作痛。胃镜检查：胃黏膜红白相间，黏液稀薄而多，慢浅表性胃炎。

【西医诊断】慢性浅表性胃炎。

【中医辩证】脾胃虚弱，饮食积滞。

【治则】益气健脾，消食化积。

【方药】香砂六君子汤、半夏泻心汤加减：木香6g，砂仁3g，茯苓10g，半夏6g，陈皮6g，甘草6g，大枣4枚，炒白术10g，党参15g，黄芩10g，黄连6g，干姜6g，枳实10g，焦三仙各10g，丹参10g，草豆蔻6g，附子6g（先煎）。水煎服，一日1剂，共7剂，口服。

二诊：患者服药后胃脘疼痛减轻，腹泻、恶心好转，舌质红，苔薄黄，脉滑数。上方加苍术、厚朴各10g燥湿健脾，服药14剂后病情痊愈，后以健脾丸善后调理。

例4：梁某，女，41岁。主诉：胃脘胀痛，伴两胁放射痛半年。患者烦躁易怒，口苦便干，泛酸水，嗳气，呕吐恶心，舌红苔黄，脉弦数。胃镜检查：胃黏膜充血水肿，胆汁反流。B超检查：慢性胆囊炎。

【西医诊断】慢性胃炎合并胆汁反流，慢性胆囊炎。

【中医辩证】肝气郁结，横逆犯胃。

【治则】疏肝解郁，理气止痛。

【方药】胆胰合症方加减：柴胡10g，枳实10g（打碎），白芍10g，甘草6g，川芎6g，香附6g，丹参10g，木香6g，草豆蔻6g，大黄6g，黄芩10g，黄连6g，延胡索10g（醋），川楝子20g，制乳香10g，制没药6g，干姜6g，蒲公英15g，败酱草15g，生龙骨15g，生牡蛎15g，乌贼骨15g，瓦楞子

15g（煅），白矾 2g。水煎服，一日 1 剂，共 14 剂，口服。

二诊：服药后胃脘疼痛、泛酸水、口苦便干均好转，仍见干呕、食欲缺乏、乏力，舌质红，苔薄黄，脉弦滑。上方去瓦楞子、白矾，加半夏 6g，陈皮 6g，党参 15g 理气调中，健脾和胃。连续服用 2 月余病情痊愈，后以健脾丸善后调理而愈。

例 5：夏某，男，38 岁。主诉：胃脘疼痛半年，加重伴恶心 3d。患者于半年前因饮酒过量而恶心呕吐，胃脘疼痛，间断服用西咪替丁、三九胃泰颗粒治疗后病情好转。后因工作需要经常在外用餐，饮酒，吸烟，饮食不规律，胃脘间歇性疼痛，胸闷，恶心，口干口苦，口中黏腻不爽，出汗黏腻，舌红苔黄腻，舌体胖大，边有齿痕，脉滑数。胃镜检查：胃黏膜急性活动性炎症，充血糜烂。血压 140/90mmHg。

【西医诊断】慢性胃炎，高血压。

【中医诊断】脾胃湿热，湿热郁阻。

【治则】清热化湿，理气和胃。

【方药】藿朴夏苓汤、瓜蒌薤白半夏汤、冠心二号加减：藿香 10g，厚朴 10g，白豆蔻 10g，杏仁 10g，薏苡仁 30g，甘草 6g，茯苓 10g，泽泻 10g，黄连 10g，丹参 20g，赤芍 10g，降香 10g，红花 6g，瓜蒌 10g，薤白 10g，半夏 6g。水煎服，一日 1 剂，共 14 剂，口服。

二诊：服药后胃脘疼痛、恶心好转，口苦、出汗减轻，仍有胃脘胀闷，下肢酸困，舌质红，苔薄黄，脉滑数，测血压 130/85mmHg。证属湿热留恋，余邪未尽，上方黄连减为

6g，加苍术 10g，陈皮 6g，继续服用 2 月余，病情好转，血压正常。

例 6：陈某，女，28 岁。主诉：胃脘疼痛伴口舌糜烂半年。半年前因不洁饮食后出现胃脘疼痛，口舌糜烂时轻时重，口干咽燥，消瘦乏力，大便干燥。舌红少苔，有裂纹，脉细数。口腔检查：牙龈出血，口腔内侧黏膜有粟粒大小溃烂。胃镜检查：胃黏膜片状红白相间，慢性萎缩性胃炎。

【西医诊断】慢性萎缩性胃炎，口腔溃疡。

【中医辩证】胃阴亏虚，湿热内蕴。

【治则】滋阴养胃，清热除湿。

【方药】裴氏养胃汤、半夏泻心汤加减：北沙参 10g，麦冬 10g，玉竹 10g，石斛 10g，白扁豆 30g，半夏 6g，黄芩 10g，黄连 6g，党参 10g，甘草 6g，大枣 4 枚，丹参 20g，栀子 10g，大黄 6g，生石膏 20g。水煎服，一日 1 剂，共 14 剂，口服。

二诊：服药后胃脘疼痛减轻，口腔溃疡好转，牙龈出血减轻，舌质红少苔，脉细弱，仍口干、乏力。属气阴两虚，上方去大黄，加太子参 15g，益气健脾，守方服用半年病情好转。

例 7：达某，女，55 岁。主诉：胃脘间歇性疼痛 11 年余，加重半年。经常服用奥美拉唑、胃康灵等药，病情时好时坏。近半年由于患者经常饮酒，胃痛日渐加重，进食生冷及油腻即腹泻黏液便，查大便潜血（阳性），乏力，怕冷，舌苔白腻，有裂纹，舌质暗红边有瘀斑，脉弦涩。胃镜下见胃黏膜充血肿胀，有瘀斑。

【西医诊断】慢性胃炎并糜烂出血。

【中医辩证】中寒脏虚，瘀阻胃络。

【治则】活血化瘀，散寒通络止痛。

【方药】活络效灵丹、失笑散加味：当归 10g，白芍 10g，川芎 10g，黄精 20g，黄芪 10g，高良姜 6g，制乳香 6g，制没药 6g，三棱 10g，莪术 10g，吴茱萸 6g，乌药 10g，蒲黄 6g，五灵脂 10g，肉桂 6g，枳实 10g，丹参 20g，大黄炭 6g，花蕊石 15g。水煎服，一日 1 剂，共 7 剂，口服。

二诊：服药后便血消失，胃脘疼痛减轻，自觉乏力，食欲缺乏，舌质暗红，苔薄白，脉弦细。上方去花蕊石、大黄炭，加党参 15g，白术 10g，黄芪 15g 健脾益气，扶正固本。上方连续加减治疗 3 月余，病情好转，精神食纳俱佳。

例 8：仁某，男，72 岁。主诉：间歇性上腹部疼痛 15 年。患者于 15 年前因饮酒过量致上消化道出血一次，当时吐血约 60ml，紧急送往医院救治，经对症支持治疗月余病情好转出院。以后经常服用法莫替丁、奥美拉唑等治疗，病情平稳。近两年患者因经常出差，饮食不当，饮酒唱歌，劳逸失调，又出现胃脘疼痛，呕血 1 次，呕血量约 20ml，血色暗红。腹部刺痛，进食生冷、油腻饮食后疼痛加剧，上腹部压痛明显，泛酸、口苦，大便黑，舌质紫黯，舌苔厚腻，边有瘀斑，脉弦数。

【西医诊断】消化性溃疡，上消化道出血。

【中医辨证】胃络瘀阻，湿热瘀滞，肝火犯胃。

【治则】化瘀通络，清热除湿。

【方药】失笑散、活络效灵丹加味：当归 10g，白芍 10g，川芎 10g，黄精 20g，黄连 6g，制乳香 6g，制没药 6g，三棱10g，莪术 10g，吴茱萸 6g，蒲黄 6g，五灵脂 10g，肉桂 3g，枳实 10g，丹参 20g，大黄 6g（后下），花蕊石 15g，汉三七 3g（分冲）。水煎服，一日 1 剂，共 7 剂，口服。

二诊：服用 7 剂后溃疡出血减轻，胃脘疼痛好转，大便颜色正常。仍乏力、食欲缺乏，舌质红，边有瘀斑，苔薄黄，脉弦细。证属胃络瘀阻，脾虚运化失职。上方去吴茱萸、花蕊石，加黄芪 15g 益气健脾、乌贼骨 15g 收敛制酸，服 14 剂。

三诊：消化道再未出血，精神食欲均好转，效不更方，疗效稳定，上方加减服用半年病情痊愈。

七、古今各家学说荟萃

《伤寒论》（149 条）"……但满而不痛者，此为痞，柴胡不中与之，宜半夏泻心汤主之""按之不痛为虚，痛者为实"。对本病虚实辨证和治疗原则有一定的参考价值。

《伤寒论·辨太阴病脉证并治第十》："太阴之为病，腹满而吐，食不下，自利益甚，时腹自痛，若下之，必胸下结硬。"提出所谓"太阴病"的临床症候，实为本病脾胃虚寒型的主要典型症状及治疗禁忌。

《伤寒论》中描述的少阳病，口苦、咽干、目眩、胸胁苦满、默默不欲饮食、心烦喜呕、脉弦等脉证特点，基本上也符合本病属肝胃不和型的症候。

《金匮要略》中记载的腹满、寒疝、宿食、水饮、虚劳等的辨证及拟定的诸泻心汤、建中汤、柴胡汤、四逆散、枳术丸、苓桂术甘汤等，不仅开创了本病辨证论治的规范，亦有效指导着临床治疗。

《千金方》之槟榔散，由人参、白术、茯苓、陈皮、吴茱萸、厚朴、麦芽、神曲、槟榔等组成，主治"脾寒，饮食不消，劳倦，气胀，噫满，忧懑不安"。

《太平惠民和剂局方》中的参苓白术散，对脾胃虚寒型慢性胃炎及单纯性腹泻适用且有效。

《兰室秘藏·卷二》中记载，补益脾胃之气多用人参、黄芪、炙甘草；温中多用吴茱萸、白豆蔻、益智仁；理气多用木香、青皮、陈皮、柴胡、厚朴；和胃多用麦芽、神曲、法半夏、陈皮；和血多用当归、桃仁、红花。

《医宗必读·卷八》指出胃脘痛并有"或满，或胀，或呕吐，或不能食，或吞酸，或大便难，或泻利，或面浮而黄"。这些症候提示了慢性胃炎或消化性溃疡病可能呈现的大部分症状，同时也反映了李氏具有丰富的临床实践经验。

《景岳全书·心腹痛》论胃痛的痛因："唯食滞、寒滞、气滞者最多，其有因虫、因火、因痰、因血者，皆能作痛，大多暴痛者多有前三证，渐痛者多有后四证"；"因寒者常居八九，因热者十惟一二"。

《临证指南医案》："纳食主胃，运化主脾，脾宜升则健，胃宜降则和。太阴湿土，得阳始运，阳明阳土，得阴自安，以脾喜刚燥，胃喜柔润也。"说明叶氏对脾胃的生理功能有所发挥，"胃喜润而恶燥"的说法，更为后来学者所采纳，使脾胃学说在李东垣等的益气升阳的基础上增添了滋养胃阴、降胃气的治法，致此脾胃病的治病更加全面。

《顾氏医镜·胃脘痛》中主张对胃痛属肝脾不和者以芍药甘草汤为基础，兼气滞者用四磨饮，兼血瘀者用失笑散，兼食滞者用保和丸。

《医略六书杂痛证治》提出清中汤治疗胃热作痛，脉数者，用黄连 3g，半夏 4.5g，栀子 6g，草豆蔻 3g，茯苓 4.5g，陈皮4.5g，甘草 1.5g，生姜 6g，及手拈散治瘀血胃痛脉涩，用延胡索 45g，五灵脂 60g，没药 60g，草果仁 30g，为散，每次热酒调下 9g。这些治法和用药，扼要、明确，都颇有见地。

《杂病源流犀烛·卷五·痞满》曰："痞满，脾病也，本由脾气虚及气郁不能运行。"说出了本病脾气滞型的病机之症结所在，很有说服力。

现代医家对上述疾病的认识可谓百家争鸣，理论及治法众多，以下列举一二。

中华中医药学会脾胃病分会在《慢性浅表性胃炎中医诊疗共识意见》已明确指出慢性胃炎中医证型分为脾胃气虚证、肝胃不和证、脾胃虚寒证、胃阴不足证、脾胃湿热证。

李兴华等选取 110 例慢性浅表性胃炎脾胃湿热证患者，随机分为观察组和对照组各 55 例，观察组采用连朴饮合半夏泻心汤加减（姜厚朴，姜黄连，石菖蒲，姜半夏，炒山栀子，芦根，黄芩，干姜，大枣，甘草，陈皮，藿香，茵陈蒿，姜黄，延胡索）治疗，对照组予施维舒胶囊口服，治疗后治疗组内镜下胃黏膜改善达 96.4%，明显优于对照组（81.8%），且其血清超氧化物歧化酶（SOD）水平显著上升（均 $P < 0.01$）。

陈萍等收治 98 例胃阴虚证慢性浅表性胃炎患者，采用益胃汤加减（北沙参，麦冬，玉竹，生地黄，白芍，乌梅，白术，陈皮，甘草）治疗 6 周后，其总有效率为 93.75%，取得了满意的临床疗效。

赵仔君予自拟胃安方（制厚朴，黄连，黄芩，丹参，石菖蒲，砂仁，制半夏，麦芽，焦山栀子，芦根）治疗 50 例慢性浅表性胃炎患者，对照组 53 例患者先予阿莫西林胶囊、克拉霉素分散片、奥美拉唑肠溶片口服治疗 1 周后，再单独使用奥美拉唑肠溶片，连续治疗 2 个月。结果治疗组总有效率（94.3%），明显高于对照组（82.0%），认为中药治疗机制可能与清除自由基抗氧化作用相关。

杨丽荣结合多年临床经验自拟疏肝和胃汤（焦麦芽，白芍，茯苓，白术，延胡索，蒲公英，柴胡，党参，瓦楞子，当归，佛手，枳壳，半夏，黄连，生甘草，三七粉）联合西药雷贝拉唑钠肠溶片治疗 68 例慢性非萎缩性胃炎患者，治疗 2 周后，其总有效率（97.7%），明显高于 58 例单纯口服西药治疗组（63.8%）。

屈玉疆等运用中医特色腹部推拿法治疗 30 例慢性浅表性胃炎患者，以腹部按法、揉法、运法健脾和胃，指推肝经、横擦两胁等手法疏肝解郁，通过摩腹、抖法、横擦八髎穴温阳养胃，总有效率达 90.0%，认为该治疗方法安全可靠、疗效确切，且简易便于操作，值得临床推广。

杜科涛等用针刺配合灸法（操作方法：穴取气海、关元、双侧足三里、双侧三阴交、双侧天枢，行小幅度捻转补法不提插，留针 30min，然后温灸中脘穴 30min）治疗 56 例慢性浅表性胃炎脾胃虚寒型患者，对照组 56 例单纯口服雷尼替丁患者。结果治疗组总有效率达 100%，明显优于对照组（82.1%）。

第三章 病毒性肝炎

一、解剖生理及病理

肝脏是人体中最大的腺体，也是最大的实质性脏器，肝脏主要位于右季肋部和上腹部。中国人的肝长径、阔径为25cm×15cm。肝脏有丰富的血液供应，呈棕红色，质软而脆。肝右端圆钝厚重，左端窄薄呈楔形，有上下两面，前后左右四缘。肝脏表面被灰白色的肝包膜包裹着。肝脏的血液供应来自门静脉、肝动脉。门静脉的终支在肝内扩大为静脉窦，它是肝小叶内血液流通的管道。肝动脉是来自心脏的动脉血，主要供给氧气，门静脉收集消化道的静脉血主要供给营养。

病毒性肝炎是一种常见病、多发病，严重危害着人民群众的身心健康。到目前为止，已发现有6种病毒能导致肝炎，分别形成了六种肝炎，即甲型、乙型、丙型、丁型、戊型、庚型。病理上，急性肝炎以炎症、变性、坏死为主，纤维化不明显；慢性肝炎除炎症坏死外，有不同程度纤维化，甚至发展为肝硬化。

二、诊断及治疗

（一）临床诊断

病毒性肝炎是种多病原体的高发疾病，经粪口传播的甲型肝炎、戊型肝炎等已少见，偶有局部散发。目前对人民健康影响较大的是乙型肝炎，其次是丙型肝炎。故重点提出以上两种肝炎的诊断标准：

1.乙型肝炎（HBV）的分型与诊断

（1）慢性乙型肝炎

分为 HBeAg 阳性慢性乙型肝炎和 HBeAg 阴性慢性乙型肝炎，前者血清 HBsAg、HBV-DNA 和 HBeAg 阳性，抗-HBe 阴性；后者血清 HBsAg 和 HBV-DNA 阳性，HBeAg 持续阴性，抗-HBe 阳性或阴性。二者血清谷丙转氨酶（ALT）持续或反复升高，或肝组织学检查有肝炎病变。

（2）乙型肝炎肝硬化

乙型肝炎肝硬化是慢性乙型肝炎发展的结果，根据病情又可分为代偿期肝硬化和失代偿期肝硬化。前者可有轻度乏力、食欲减退或腹胀，谷丙转氨酶（ALT）和谷草转氨酶（AST）可异常，但尚无明显肝功能失代偿表现。后者常发生食管胃底静脉曲张破裂出血、肝性脑病、腹水等严重并发症。多有明显的肝功能失代偿，如人血白蛋白 < 35g/L，胆红素 > 35 μmol/L，ALT 和 AST 不同程度升高，凝血酶原活动度（PTA）< 60%。

（3）携带者

分为慢性 HBV 携带者和非活动性 HBsAg 携带者。后者的血清中测不到 HBeAg 和 HBV-DNA（PCR 法）。

（4）隐匿性慢性乙型肝炎

血清 HBsAg 阴性，但血清和（或）肝组织中 HBV-DNA 阳性，并有慢性乙型肝炎的临床表现。

2. 丙型肝炎（HCV）的诊断

既往有输血史、应用血液制品史或明确的 HCV 暴露史、静脉吸毒、文身史等。临床表现有全身乏力、食欲减退、恶心和右季肋部疼痛，少数伴低热，轻度肝肿大，部分患者可出现脾肿大，个别患者可出现黄疸。但多数患者无明显症状，表现为隐匿性感染，大都在健康体检时因 ALT 升高而被发现。可分为急性和慢性两型。

（1）急性丙型肝炎

①流行病学史：有输血史、应用血液制品史或明确的 HCV 暴露史。输血后急性丙型肝炎的潜伏期为 2～16 周（平均 7 周），散发性急性丙型肝炎的潜伏期尚待研究。

②临床表现：全身乏力、食欲减退、恶心和右季肋部疼痛，少数伴低热，轻度肝肿大，部分患者可出现脾肿大，少数患者可出现黄疸。部分患者无明显症状，表现为隐匿性感染。

③实验室检查：ALT 多呈轻度和中度升高，抗 -HCV 阳性，HCV-RNA $\geq 1 \times 10^3$ copies/ml。HCV-RNA 常在 ALT 恢复正常前转阴，但也有 ALT 恢复正常而 HCV-RNA 持续阳性者。

有上述 3 项或②＋③者可诊断为急性丙型肝炎。

（2）慢性丙型肝炎

①诊断依据：HCV 感染超过 6 个月，或发病日期不明、无肝炎史，但肝脏组织病理学检查符合慢性肝炎，或根据症状、体征、实验室及影像学检查结果综合分析，亦可诊断。

②病变程度判定：病变程度判断可参考中华医学会传染病与寄生虫病学分会、肝病学分会联合修订的《病毒性肝炎防治方案》中关于肝脏炎症和纤维化分级、分期的诊断标准。HCV 单独感染极少引起重型肝炎，HCV 重叠 HIV、HBV 等病毒感染、过量饮酒或应用肝毒性药物时，可发展为重型肝炎。HCV 感染所致重型肝炎的临床表现与其他嗜肝病毒所致重型肝炎基本相同，可表现为急性、亚急性和慢性经过。

③慢性丙型肝炎肝外表现：肝外临床表现或综合征可能是机体异常免疫反应所致，包括类风湿性关节炎、干燥性结膜角膜炎、扁平苔藓、肾小球肾炎、混合型冷球蛋白血症、B 细胞淋巴瘤和迟发性皮肤卟啉病等。

④实验室检查：ALT 多呈轻度和中度升高的同时，抗 –HCV 阳性，HCV–RNA $\geq 1 \times 10^3$copies/ml。

（二）西医治疗

1.慢性乙型肝炎的治疗

慢性乙型肝炎治疗的总体目标是：最大限度地长期抑制或消除 HBV，减轻肝细胞炎症坏死及肝纤维化，延缓和阻止疾病进展，减少和防止肝脏失代偿、肝硬化、肝细胞肝癌（HCC）及其并发症的发生，从而改善生活质量和延长存活时间。慢性乙型肝炎治疗主要包括抗病毒、免疫调节、抗炎保肝、抗纤维化和对症治疗，其中抗病毒治疗是关键，只要有适应证，且条件允许，就应进行规范的抗病毒治疗。

（1）抗病毒治疗的适应证

①HBV-DNA $\geq 10^5$copies/ml（HBeAg阴性者为 $\geq 10^4$copies/ml）。

②ALT $\geq$ 2ULN；如用干扰素治疗，ALT $\leq$ 10ULN，血总胆红素水平应 < 2ULN。

③如 ALT < 2ULN，但肝组织学显示 KnodellHAI ≥ 4，或 $\geq$ G2 炎症坏死。

具有①并有②或③的患者应进行抗病毒治疗；对达不到上述治疗标准者，应监测病情变化，如持续 HBV-DNA 阳性，且 ALT 异常，也应考虑抗病毒治疗。

（2）抗病毒药物

①干扰素（IFN）。普通干扰素治疗持久应答率仅为 10% ~ 47%。目前多用聚乙二醇干扰素（PEG-IFNα）治疗。

②核苷（酸）类似物。目前在我国已用于治疗乙肝的核苷（酸）类似物有拉米夫定、阿德福韦酯、恩替卡韦、替比夫定等。这些药物的优点是有显著的抑制 HBV 的作用，但需长期服药，对肝硬化或肝功能失代偿患者，更不可轻易停药。长期服用后会产生耐药病毒株，停药后有的会出现复发，这是核苷（酸）类似物的缺点。

③免疫调节剂。免疫调节治疗是慢性乙型肝炎治疗的重要手段之一，但目前尚缺乏乙型肝炎特异性免疫治疗方法。胸腺肽 α1 可增强非特异性免疫功能，不良反应小，使用安全，

对于有抗病毒适应证，但不能耐受或不愿接受干扰素和核苷（酸）类似物治疗的患者，有条件可用胸腺肽 α 11.6mg，每周2次，皮下注射，疗程 6 个月。

④抗炎保肝。肝脏炎症坏死及其所致的肝纤维化是疾病进展的主要病理学基础，因而如能有效抑制肝组织炎症，有可能减少肝细胞破坏和延缓肝纤维化的发展。甘草酸制剂、水飞蓟素类等制剂活性成分比较明确，有不同程度的抗炎、抗氧化、保护肝细胞膜及细胞器的作用，临床应用可改善肝脏生化指标。联苯双酯和双环醇等也可降低血清氨基转移酶特别是 ALT 水平。抗炎保肝治疗只是综合治疗的一部分，并不能取代抗病毒治疗。

⑤抗纤维化。有研究表明，经干扰素（IFN）类似物抗病毒治疗后，肝组织病理学可见纤维化甚至肝硬化有所减轻，因此，抗病毒治疗是抗纤维化治疗的基础。

2. 丙型肝炎的治疗

（1）丙型肝炎抗病毒治疗的目的是清除或持续抑制体内的 HCV，以改善或减轻肝损害、阻止进展为肝硬化、肝衰竭或 HCC，并提高患者的生活质量。

（2）抗病毒治疗的有效药物干扰素 – α（IFN–α）是抗 HCV 的有效药物，包括普通 IFN–α、复合 IFN 和聚乙二醇（PEG）化干扰素 α（PEG–IFN α）。PEG–IFN α 与利巴韦林联合应用是目前最有效的抗病毒治疗方案，其次是普通IFN–α 或复合 IFN 与利巴韦林联合疗法，均优于单用 IFN α。

三、裴正学教授思维方法

裴正学教授认为病毒性肝炎，无论乙型或丙型，均属中医学之"胁痛""积聚""胃脘痛""黄疸""瘟疫"范畴，故在中医辨证治疗方面可一并论述。《诸病源候论》曰："人感乖戾之气而生病，则病气转相染易，乃至灭门。"杂气属湿热瘟疫毒邪，具有致病来势凶猛、传染性强等特点。湿热疫毒侵犯人体，致肝失疏泄，脾气不升，胃气不降，则湿热邪气无路可退，瘀滞胆管而发黄，湿热焦灼，身目俱黄，乏力纳减，呕恶胁痛，舌苔黄腻，脉弦滑，此时黄疸发作，病情进展迅速，正邪相争，邪盛则正衰，正盛则邪退，若治疗不当或延误失治，热毒炽盛，邪入营血，内陷心包，神昏谵语，热深厥亦深，陷入肝性昏迷，形成肝肾综合征、肝性脑病和弥漫性血管内凝血等，病情进一步加重，病入膏肓，实属难治。由此，本病之病机为外感湿热疫毒侵犯肝胆，肝失疏泄，肝木克土，横逆犯胃，脾胃虚弱，湿热蕴结，肝肾亏虚，阴虚火旺，毒热伤及营血而成。其病位在肝，与肝、胆、脾、肾密切相关。

在治疗方面遵循裴正学教授提出的"西医诊断、中医辨证、中药为主、西药为辅"的中西医结合"十六字方针"，在西医急黄肝、慢迁肝、慢活肝等的分型下设定方，抓住肝病之本，注重疏肝解郁，并贯穿于整个慢性肝炎治疗始终，具体用药则采用疏肝健脾治其本，清热解毒以降酶，持之以恒降表抗的原则。有时亦可多法联用，即在一张方剂中采用清热解毒、活血化瘀、补益脾肾、疏肝健脾等诸多方法。从现代西医学角度来看，这些原则蕴含着抑制病毒、调节免疫、改善肝功能和抗肝纤维化等关键环节。如清热解毒具有抗病毒复制、消除炎症、改善肝功能的作用；活血化瘀药物具有抗肝纤维化、改善肝脏血液供应、降浊、退黄等作用；补益脾肾具有调节免疫系统功能，纠正免疫缺陷的作用；疏肝健脾能恢复机体免疫系统的平衡。选方上多用茵陈蒿汤、小柴胡汤、强肝汤等。同时，因慢性乙型肝炎患病率高，传染性强，治疗困难，裴正学教授注重中西医结合，各取所长，在中药治疗的基础上，结合西药抗病毒药治疗，因西医治疗可最大限度地抑制或消除 HBV，减轻肝细胞炎症坏死及肝纤维化，延缓和阻止疾病进展，减少和防止肝脏失代偿、肝硬化、HCC 及其并发症的发生，从而改善生活质量和延长生存期。

此外，裴正学教授认为肝炎之中药治疗需辨证施治，对症下药，宏观与微观相结合。他认为总蛋白及白蛋白减少是人体精微缺乏，为不足之证，为虚证；转氨酶升高乃有余，为实证，前者之治疗当补其不足，后者之治疗则宜损其有余。表面抗原阳性常伴有核心抗体及 e 抗体等免疫应答反应，裴正学教授辨证为虚实相兼之证，主张以和解为大法，补泻兼施为宜，通常以小柴胡汤合强肝汤加减，每能稳中取效。

四、中医辨证分型及方药

1. 气阴不足证

证见：初感肝炎病毒，肝功能尚正常，无显著的临床症状，个别患者仅见轻度乏力、口干，舌质偏红，通常属现代医学之"健康带菌者"，预后较好，一部分患者可向其他类型转化。

中医辨证：疫毒侵袭，湿热蕴结。

治则：清热解毒，化湿祛邪。

方药：升山汤加味：升麻3g，山药10g，红花6g，白芍10g，虎杖10g，乌梅6枚，白术10g，蝉蜕6g，菊花10g，枸杞子10g，女贞子10g，菟丝子10g，甘草6g，瓜蒌10g，葛根20g。

2. 邪客少阳证

证见：患者口苦口干，肝区或两胁疼痛，胃脘胀满，食欲缺乏，疲乏无力，舌质红，苔薄黄，或薄白，脉细数。

中医辨证：邪客少阳，湿热困脾。

治则：和解少阳，清利湿热。

方药：强肝汤加减：柴胡10g，黄芩10g，半夏6g，党参15g，甘草6g，生姜6g，大枣4枚，丹参20g，木香6g，草豆蔻6g，大黄3g，黄连3g，黄芪20g，当归10g，白芍10g，秦艽10g，板蓝根10g，白花蛇舌草15g，半枝莲15g。

3. 气滞血瘀证

证见：患者口苦咽干，急躁易热，寒热往来，肝区或胸胁胀痛，舌质红，苔薄黄或白腻，脉弦数。此型患者较重，属西医之慢活肝或肝硬化早期。

中医辨证：肝郁脾虚，血脉瘀滞。

治则：疏肝健脾，活血化瘀。

方药：柴胡疏肝散加减：柴胡10g，枳实10g（打碎），白芍10g，甘草6g，川芎6g，香附6g，丹参20g，木香6g，草豆蔻 6g，黄芪 20g，当归 10g，秦艽 10g，板蓝根 10g，泽泻 10g，黄精 20g，郁金 10g，延胡索 10g（醋），川楝子 20g，制乳香 6g，制没药 6g。

4. 阳虚水泛证

证见：患者腹胀，畏寒喜暖，四肢不温，精神疲惫，面色不华或晦黄，少腹腰膝冷痛，食少脘痞，腹胀便溏，或晨泻，完谷不化，甚则滑泄失禁，小便不利或余沥不尽或尿频失禁，下肢或全身浮肿甚则水臌，阴囊湿冷或阳痿，舌质暗淡，有齿痕，苔白或腻或滑，脉沉细弱或沉迟。此型患者已经进入肝硬化晚期，肝功能损坏，门静脉高压，机体失去了肝功之代偿，因而全身浮肿，大量腹水。

中医辨证：脾胃不和，阳虚水泛。

治则：健脾和胃，温阳利水。

方药：香砂六君子汤、半夏泻心汤加减：木香 6g，砂仁 3g，党参 15g，白术 10g，茯苓 10g，甘草 6g，陈皮 6g，半夏 6g，黄芩 10g，黄连 6g，干姜 6g，大枣 4 枚，丹参 20g，草豆蔻 6g，大腹皮 15g，葫芦皮 15g，车前子 10g。

五、裴正学教授用方解析

裴正学教授认为肝炎乃热毒客于少阳，久病则肝气郁结，继则横逆犯胃，迁延不愈则化火生湿，最后气滞血瘀，气血双虚，阳虚水泛。其病机之本为肝郁脾虚，故在治疗上强调疏肝健脾治其本，清热解毒以降酶，持之以恒降表抗。他针对不同辨证分型提出了治疗方药，其中急黄肝属湿热蕴结证，以茵陈蒿汤加味；慢性迁延性肝炎的治疗重在和解少阳，方用小柴胡汤加味；如肝功能损害为主则用强肝汤（当归、白芍、黄芪、丹参、秦艽、板蓝根、党参、泽泻、甘草、山楂、神曲、麦芽、茵陈）加味；低蛋白血症或白球比例倒置者加用补益之剂，如黄芪、丹参、当归、何首乌、葛根、仙鹤草、生地、旱莲草等。

药物加减方面，转氨酶增高者加用裴氏五味消毒饮（金银花、连翘、蒲公英、败酱草、白花蛇舌草）等；肝硬化合并腹水者加实脾饮、五皮饮、五苓散；黄疸重者加茵陈、栀子、大黄；黄疸伴大便秘结者加大黄、黄芩、黄连；黄疸伴发热者加栀子、生石膏；黄疸伴全身出血者加生地、大蓟、丹参；肝痛者加延胡索、川楝子、制乳香、制没药；痛连肩背者加丝瓜络、沉香、蒲黄、五灵脂；食少者加鸡内金；腹胀者加枳实、厚朴、大黄；发热者加重柴胡量至20g，高热不退者可加生石膏30～60g，个别患者可增至100g以上；夜热早凉可加用青蒿、鳖甲、知母、生地、丹皮；骨蒸潮热则可加用银柴胡15g等。

中药治疗肝炎内容丰富多彩，裴正学教授还研制出治疗乙型肝炎之中成药制剂，包括乙肝扫冲剂、乙肝康冲剂，服用方便，临床疗效显著。

六、裴正学教授临床病案举例

例1：刘某，男，38岁。主诉：确诊乙肝1年余。患者近一年来自觉疲乏，恶心厌油，继而身目发黄，尿黄，地方医院检查肝功异常，HBsAg 阳性，以急性乙型肝炎住院治疗，经治疗症状基本消失，肝功基本恢复正常出院。但 HBsAg 一直未转阴，近两月又觉疲乏，恶心厌油，肝区隐痛，伴心烦口苦。刻诊患者身目稍黄而不甚鲜泽，尿黄，舌苔黄腻，脉弦滑。查体：肝剑下可触及 1.5cm，质软，有压痛，肝区叩击痛，脾肋下未触及。实验室检查：ALT 330U/L，AST 101U/L；HBsAg 阳性，HBeAg 阳性，抗 -HBc 阳性，抗 -HBe 阴性，抗 -HBs 阴性。

【西医诊断】慢性活动性乙型肝炎。

【中医辨证】邪客少阳，湿热困脾。

【治则】和解少阳，清利湿热。

【方药】小柴胡汤、强肝汤加减：柴胡 15g，黄芩 10g，半夏 10g，党参 15g，茵陈 15g，丹参 20g，秦艽 10g，当归 10g，白芍 10g，郁金 10g，薏苡仁 30g，吴茱萸 4g，瓜蒌 20g，延胡索 10g，川楝子 10g，甘草 6g，生姜 3g，大枣 4 枚。水煎服，一日 1 剂，共 30 剂，口服。

连服 30 剂后，精神食纳转佳，黄疸消退，肝区疼痛基本消失，肝已缩回，舌苔转薄略黄。查 AST 88U/L，原方去元胡、瓜蒌，加鳖甲 20g，再服 30 剂，肝区疼痛消失，舌脉恢复正常，ALT 34U/L，HBeAg 转阴，抗 -HBe 转阳，余如前。

三诊方去吴茱萸、川楝子，加黄芪 30g，仙茅 10g，炒白术 10g，黄精 20g，连服 3 月，HBsAg 亦转阴，抗 -HBs 转阳。

例 2：谢某，女，25 岁。主诉：发现乙肝 5 年，肝区疼痛 2 月。患者于 5 年前确诊乙型肝炎，经治好转，但 HBsAg 持续阳性，多方治疗，一直未转阴。近 2 月来肝区疼痛明显，自述两胁疼痛，右胁痛甚，伴疲乏纳果，恶心厌油腻，午后低热，手足心热。查体：颜面暗黄无华，巩膜稍黄，腹平软，肝剑下触及 3cm，肋下触及 1.5cm，质地中等，有压痛，肝区有叩击痛，脾肋下未触及。舌略紫有瘀斑，苔黄，脉弦细数。实验室检查：ALT 860U/L，HBsAg 阳性，HBeAg 阳性，抗 –HBc 阳性，抗 –HBs 阴性，抗 –HBe 阴性。

【西医诊断】慢性活动性乙型肝炎。

【中医辨证】气滞血瘀，化火伤阴，湿热未尽。

【治则】理气活血，养阴清热利湿。

【方药】强肝汤加减：川牛膝 10g，丹皮 10g，丹参 20g，麦冬 10g，生地 10g，白芍 10g，板蓝根 10g，当归 10g，川芎 6g，元胡 10g，川楝子 10g，郁金 15g，生薏仁 30g，鳖甲 20g，半夏 10g，茵陈 20g，生姜 2g。水煎服，一日 1 剂，共 30 剂，口服。

连服 30 剂后，肝区疼痛大减，精神食纳好转，热退，手足心热减轻，黄疸消退，面色转润，肝肋下缩回，剑下 1.5cm，质变软，舌质转淡，尚有瘀点，原方去半夏、生姜，加吴茱萸 5g，连服 30 剂，肝区疼痛基本消失，肝已缩回，精神食纳转佳。ALT 62U/L，HBeAg 转阴。三诊方去元胡、川楝子，加炒白术 12g，25 剂，共粉细末，每日 2 次，每次 15g，温开水冲服，每次加服大枣 1 枚。连服近 5 个月后诸症消失，面色润泽，舌质恢复正常，ALT 25U/L，HBsAg 亦转阴，抗 –HBs、抗 –HBe 均转阴。随访 1 年正常。

例 3：冯某，男，45 岁。主诉：持续性黑便 15d 伴腹胀 1

周。患者 15d 前出现持续性黑便，近 1 周两胁胀满，体乏无力，食欲不振，口苦咽干，舌质暗有瘀斑，舌体胖大，苔腻，脉弦细。查体：面色萎黄，巩膜轻度黄染，肝浊音正常，脾大于肋下 4cm 可及。B 超示：肝硬化腹水，脾厚 50mm。上消化道钡餐透视示：食道静脉曲张。胃镜示：食道静脉曲张（重度）。化验检查示：Hb 80g/L，OB（++），肝功能正常。HBsAg 阳性，HBV-DNA 2×10^5copies/ml，总蛋白 74g/L，白蛋白 32g/L，球蛋白 42g/L。

【西医诊断】乙型病毒性肝炎，肝硬化失代偿期。

【中医辨证】肝郁脾虚，水湿泛滥，气滞血瘀。

【治则】疏肝健脾，利水渗湿，理气，活血化瘀。

【方药】丹栀逍遥散合五皮饮加减：丹皮 6g，山栀子 10g，白芍 10g，当归 10g，柴胡 10g，茯苓 12g，白术 10g，甘草 6g，丹参 30g，黄芪 30g，黄精 20g，葛根 15g，三棱 10g，何首乌 20g，莪术 10g，生牡蛎 15g，鳖甲 10g，大腹皮 15g，葫芦皮 15g，车前子 10g。水煎服，一日 1 剂，共 30 剂，口服。

西药配以止血及补充白蛋白治疗。住院 40d 后腹胀消失，伴随症状消失。复查大便潜血阴性。食道钡餐透视复查见静脉曲张明显好转。B 超复查见腹水消失，肝脏好转，脾不大（厚 40mm）。

例 4：杨某，男，47 岁。主诉：患乙型病毒性肝炎两年，加重 1 月余。患者 2 年前确诊乙肝，曾经西医抗 HBV 与免疫治疗，肝功基本恢复正常，但 HBsAg 一直未转阴。近 1 月来自觉精神不振，肝区隐痛，伴口苦咽干。查体：巩膜轻度黄染，肝肋缘下可触及 2cm，质软，有压痛，肝区叩击痛，脾肋下未触及，腹平软，腹部移动性浊音（－），下肢未见浮肿。舌苔黄腻，脉弦滑。实验室检查示：HBsAg（＋），HBeAg（＋），抗 –HBc（＋），抗 –HBe（－）；HBV–DNA 4.1×10^7copies/ml，肝功示：ALT 190U/L，AST 130U/L。

【西医诊断】慢性乙型活动性肝炎。

【中医辨证】邪客少阳，湿热困脾。

【治则】和解少阳，清利湿热。

【方药】强肝汤核心加减：丹参 30g，黄芪 30g，当归 10g，白芍 15g，秦艽 10g，板蓝根 15g，柴胡 10g，黄芩 10g，半夏 6g，党参 10g，郁金 6g，茵陈 20g，延胡索 10g，川楝子 20g，金银花 15g，连翘 15g，蒲公英 15g，败酱草 15g，白花蛇舌草 15g，五味子粉 3g，甘草 6g，大枣 4 枚。水煎服，一日 1 剂，共 30 剂，口服。

连服 30 剂后，患者精神食欲好转，黄疸消退，肝区疼痛基本消失，舌苔转薄略黄。查肝功示：ALT 80U/L，AST 60U/L，原方去延胡索、金银花、连翘，加鳖甲 20g。再服 30 剂，肝区疼痛消失，肝已缩回，舌脉恢复正常，转氨酶正常。复诊于前方去蒲公英、败酱草、白花蛇舌草、五味子粉，加黄精 20g，泽泻 10g，山楂 10g，连服 4 月，HBeAg（－），抗 –HBc（－），HBV–DNA 1.1×10^3copies/ml，随访 1 年正常。

例 5：赵某，男，38 岁。家属代诉：腹胀 1 月，肝昏迷 1d。急诊入院，患者有肝硬化病史十余年，曾经大出血 2 次，住院治疗好转。近一月腹胀，头晕头昏，恶心呕吐胃内容物，食欲差，乏力厌油腻，服用呋塞米、安体舒通、果味钾等利尿保钾药，症状不能减轻，腹胀加重，精神愈差，白天昏睡，夜晚清醒，躁动不安，神志欠清晰，小便少，舌质红，舌苔薄白，脉细数，迟脉不足。查体：神志欠清，应答不切题，扑翼样震颤阳性。腹部膨隆，移动性浊音（++），腹壁静脉显露，肝脏肋下 2cm，脾脏肋下 3cm，呼吸深快。既往检查所带化验单及病历提示：乙型肝炎大三阳，肝硬化失代偿期。

【西医诊断】病毒性乙型肝炎，肝炎后肝硬化失代偿期，肝性昏迷，肝脾肿大。

【中医辨证】肝郁脾虚，肾阴亏虚，阴虚风动，热扰神明。

【治则】通腑泄热，醒脑开窍。

【方药】桃核承气汤、四逆散、三黄泻心汤加减：大黄 6g，芒硝 10g（冲化），枳实 10g，厚朴 10g，桃仁 10g，甘草 6g，柴胡 10g，白芍 10g，桂枝 10g，生姜 6g，黄芩 10g，黄连 6g，木香 10g，草豆蔻 10g，丹参 20g。水煎服，一日 1 剂，共 3 剂，分次以鼻导管导入，每次以 50 ～ 100ml 为宜，神志清醒后可以缓慢服用。

二诊：服药 2 剂后患者神志清醒，排出黑便许多，腹胀减轻，小便增多，能进食少量流质饮食，舌质红，舌苔薄白，脉细数。上方去芒硝加香附 6g，川芎 6g，陈皮 6g，半夏 6g，方剂演变为柴胡疏肝散、半夏泻心汤、桃核承气汤、丹参饮四方合方，疏肝解郁，清热泻火，和胃健脾。

三诊：患者服药 7 剂后腹胀明显减轻，精神好转，神志清醒，自觉口干口渴，腹水减少，腰膝酸软，出汗手抖，梦多。舌质红，舌苔少，脉细数，证属肝肾阴虚，以滋阴补肾为主，方用乙癸同源饮加减：北沙参15g，麦冬10g，玉竹10g，当归10g，枸杞子10g，生地12g，川楝子20g，首乌10g，鳖甲15g，牡蛎15g，红花6g，黄芪30g，丹参30g，秦艽10g，板蓝根10g，白芍10g，三棱10g，莪术10g，海藻10g，昆布10g。水煎服，两日1剂，口服。

患者经常服用上方30余剂，病情明显好转，肝功能正常，腹水消退，肝脾回缩。后以此方不断加减调理，配合裴正学教授自己研制的乙肝扫和乙肝康服用，病情稳定，回访2年，病情再未复发，目前仍在服药中。

例6：尚某，男，58岁。主诉：腹胀伴有黄疸半月。2年前患有病毒性乙型亚急性重症肝炎，经住院治疗好转，出院后在家中服用保肝药治疗近半年，病情稳定，随后患者停药。1年前患者出现轻度黄疸，肝区疼痛，腹胀加重，乏力，厌食，伴轻度恶心呕吐，遂来治疗。患者目前黄疸，肝区疼痛，厌食乏力，恶心呕吐，肝功能差，转氨酶增高，胆红素总量增高，白蛋白30g/L，球蛋白25g/L，白球比值1.2，球蛋白正常，肝脏脾厚43mm，门静脉内径14mm，腹水少量。舌质红，舌苔厚腻，脉弦滑。

【西医诊断】乙型慢性活动性肝炎，肝硬化失代偿期。

【中医辨证】肝气郁结，肝郁脾虚，湿热瘀滞，气滞血瘀。

【治则】疏肝健脾，行气化瘀。

【方药】胆胰合症方加减：柴胡10g，枳实10g，白芍

15g，甘草 6g，大黄 6g（后下），黄连 6g，黄芩 10g，茵陈 20g，栀子 12g，三棱 10g，莪术 10g，姜黄 6g，青皮 6g，延胡索 10g，川楝子 20g，制乳香 3g，制没药 3g，丹参 30g，黄芪 30g，当归 10g，秦艽 10g，板蓝根 15g，大腹皮 15g，葫芦皮 15g，车前子 10g（包煎）。水煎服，一日 1 剂，共 10 剂，口服。

二诊：患者未至，家属携处方前来再诊，谓服药 10 剂后效果明显，全身浮肿、黄疸尽消，精神转佳，食欲大增，病情暂时得以缓解，效不更方，原方加木香、草豆蔻各 6g，加强健脾和胃之力，取药 30 剂，每两日 1 剂。

三诊：患者在家坚持服用中药 3 月，黄疸消退，浮肿消失，化验肝功能转氨酶及胆红素、白蛋白均已正常，精神倍增。查患者眼球结膜无黄染，腹部柔软，无压痛，肝脾未肿大，腹水体征未查到，舌质红，苔薄白，脉弦细。证属肝郁脾虚，原方去茵陈、山栀子、大黄，加木香 10g，草豆蔻 10g，党参 15g，白术 10g，茯苓 10g，陈皮 6g，方剂演变为柴胡疏肝散，香砂六君子汤加味方。水煎服，两日 1 剂。患者以此方坚持服用 1 年余，病情好转，再未复发。

七、古今各家学说荟萃

古籍有诸多关于本病的相关论述：

《素问·平人气象论篇》："溺黄赤，安卧者，曰黄疸，……目黄者曰黄疸。"

《伤寒论·阳明篇》："太阴者，身当发黄，若小便自利者，不能发黄。至七八日大便硬者，为阳明病也。"

《素问·六元正纪大论》："湿热相薄，民病黄瘅而为浮肿。"

《金匮要略·黄疸病》："黄家所得，从湿得之。"

《沈氏尊生方·黄疸篇》："天行疫疠，以致发黄者，俗称之瘟黄，杀人最急。"

《诸病源候论·急黄候》："脾胃有热，谷气郁蒸，因为热毒所加，故卒然发黄，心满气喘，命在顷刻，故云急黄也。"

《证治准绳》："黄疸乃脾胃气虚，感受湿热，郁于腠理，淫于皮肤，蕴积成黄。"

《湿热病篇》："湿热病，中气实则病在阳明，中气虚则病在太阴。"

《类证治裁·黄疸》："阴黄系脾脏寒湿不运。"

《伤寒论·阳明病》："阳明病，发热汗出者，此为热越，不能发黄也。但头汗出，身无汗，剂颈而还，小便不利，渴引水浆者，此为瘀热在里，身必发黄，茵陈蒿汤主之。"

《医宗必读》："此阴湿变黄，茵陈茯苓汤、茵陈四逆汤……"

《张氏医通·杂门》："阳黄之作，湿从火化，阳主明，治在胃；阴黄之作，湿从寒化，阴主晦，治在脾。"

现代中医对病毒性肝炎的认识和诊治有进一步深入和发挥：

李研等自配了抗乙肝病毒汤，此汤的药物组成为栀子10g，白术15g，党参15g，黄芪15g，白花蛇草10g，女贞子10g，虎杖15g，半支莲10g，苦参10g。共治疗120例慢性乙型肝炎患者，并临证加减，结果显示能很好改善症状。

刘秀英等根据多年的中医行医经验自拟了侗药松栀丸，用来治疗慢性丙型肝炎，有健脾益气、清热解毒、活血化瘀之效。结果显示，有1/3的丙型肝炎患者转阴，在1个疗程结束后，丙氨酸转氨酶（ALT）复常率达到了90%，且有很好地改善症状的疗效。

张波采用加味小柴胡汤来治疗乙肝病患者，每日1剂，每日2次温服；同时在期门、三阴交、足三里、肝俞、阴陵泉中选取2个穴位注射苦参碱注射液400ng，每日1次，3个月为1个疗程，治疗2个疗程。同时应用这两项进行治疗，会显著增强药物的疗效，改善肝脏的功能以及提高免疫力。

张向东自制中药制剂乙肝转阴合剂，口服，每日150ml，每日2次，同时在肾俞、肝俞、足三里等穴位注射丹参注射液2ml。结果显示治疗组效果优于对照组，达到了93.3%。乙型肝炎E抗原（HBeAg）阴转率为30%，乙肝病毒的脱氧核糖核酸（HBV-DNA）阴转率为43.3%。

第四章　肝硬化

一、解剖生理及病理

　　肝硬化是一种常见慢性、进行性、弥漫性肝病。肝硬化共同的病理变化是肝脏呈慢性进行性弥漫性损害，主要表现①广泛的肝细胞变性坏死；②肝细胞形成不规则的再生结节；③大量的纤维结缔组织增生形成纤维间隔，包绕再生结节，将残存的肝小叶重新分割成为假小叶。这些病理变化使肝脏内血管受到再生结节的挤压，血管床缩小、闭塞或扭曲；门静脉小支、肝静脉小支、肝动脉小支之间失去正常关系，并出现交通吻合支，有时并发肝内和肝外门静脉血栓。这些肝血循环紊乱的表现不仅成为门静脉高压的基础，而且加重肝细胞的营养障碍，促进肝硬化病变的进一步发展。肝脏大小不一，早期肿大，晚期明显缩小，质地变硬。外观呈棕黄色或灰褐色，表面布满大小不等的结节和塌陷区。边缘薄锐，包膜增厚。切面可见圆形或类圆形大小不等的岛屿状结节，弥漫分布于全肝，周围有灰白色的结缔组织间隔呈轮状包绕。光学显微镜下，有广泛的结缔组织增生，正常肝小叶结构破坏或消失，全被假小叶取代。假小叶内肝细胞大小不一，排列极不规则，呈现不同程度的变性、肿胀、脂肪浸润、坏死和再生。汇管区显著增宽，其中可见炎性细胞浸润和增生的小胆管样结构（假胆管）。

其他脏器：脾脏由于长期的慢性瘀血而肿大，脾髓增殖，纤维组织增生，脾窦扩张，窦内网状细胞增生。晚期脾功能亢进。胃肠道由于门静脉压力增高，侧支循环开放，主要形成食管、胃底静脉曲张和腹壁静脉曲张，同时胃肠道黏膜瘀血、水肿或糜烂。内分泌腺包括睾丸、卵巢、甲状腺和肾上腺皮质等常有萎缩和退行性病变。

二、诊断及治疗

（一）临床诊断

1.病理形态学分类

（1）小结节性

相当于以往的门脉性或 Leannac 肝硬化，结节大小比较均匀，直径一般在 1 ~ 5mm，最大直径不超过 1cm。纤维隔比较细，假小叶大小较一致，此型在肝硬化中最为常见。国内以肝炎后肝硬化最常见。

（2）大结节性

相当于以往的坏死性肝硬化，其结节大小不均，最大直径可达 3 ~ 5cm，结节由多个小叶构成。纤维隔宽窄不一，一般较宽，假小叶大小不等，是由急骤发展的病毒性肝炎所引起。

（3）混合性

小结节与大结节两种形态在同一病例的肝脏中混合存在。

（4）不完全分隔性或多小叶性

纤维隔显著，向肝小叶明显伸展，但肝小叶并不完全被分隔，纤维组织包围多个肝小叶，形成较大的多小叶性结节，结节内再生现象不明显。此型相当于胆汁性肝硬化。

2.门脉性肝硬化

约占肝硬化总数的一半。按病理形态分类属小结节性肝硬化，可由一种或多种病因引起的慢性、进行性病变，全面肝细胞变性及坏死和再生，纤维组织增生，血管改建及出现循环障碍为主要病理改变。

（1）临床症状

①皮肤：面色黝黑灰暗伴色素沉着，其发生率约20%，蜘蛛痣好发于上身，下身少见，肝掌，毛细血管扩张，巩膜与皮肤黄染；②肝脏：早期增大，晚期缩小，有压痛，常伴脾肿大；③消化道症状：消瘦、乏力、恶心、呕吐、腹胀；④内分泌紊乱：低血糖（但早期可呈高血糖），男性乳房发育、毛发分布异常、睾丸萎缩、性欲减退，女性常有闭经、月经减少、钠潴留；⑤血液系统：常有紫癜、鼻衄、齿龈出血，贫血、白细胞减少等。

（2）实验室检查

①肝功能试验：代偿期肝功能可完全正常或轻度异常，失代偿期肝功能异常，血清胆红素含量轻度升高，白蛋白下降，球蛋白增高，血清碱性磷酸酶正常或稍增高，血清谷草转氨

酶（AST）和谷丙转氨酶（ALT）可升高,凝血酶原时间延长;②免疫学检查:血清 IgG、IgA、IgM 均增高,以 IgG 增高较为显著;③超声波检查:超声显像可见全肝区呈弥漫的、细小的光点和小光团;④放射性核素:肝硬化的显影大小视病因和病期不同而异,早期肝影增大,晚期缩小;肝区放射性普遍稀疏,不均匀或见到散在的斑点状放射性减低区;⑤食管吞钡 X 线检查:可见食管下段、胃底静脉曲张的改变;食管镜或胃镜可见到食管和胃底静脉曲张;⑥肝组织穿刺:在掌握指征的情况下采用,可以明确诊断;⑦腹腔镜对于肝硬化的诊断与鉴别诊断亦有帮助;⑧腹水检查:腹水检查常可早期明确诊断,腹水性质为漏出液。

3. 坏死后性肝硬化

坏死后性肝硬化是肝实质广泛坏死塌陷后结缔组织增生引起的。因其肝表面结节粗大不规则,病理分类属大结节性肝硬化。

（1）临床症状

与门脉性肝硬化相似。

（2）实验室检查

检查项目与门脉性肝硬化相同,所不同的是肝功能障碍常较重,谷丙转氨酶明显增高, γ - 谷酰转肽酶、碱性磷酸酶显著增高,白蛋白下降明显,大部分病人乙型肝炎表面抗原（HBsAg）阳性。

4. 继发性胆汁性肝硬化

本病较少见,它是由肝内外胆道系统胆汁长期瘀滞或梗阻所引起的，病理形态属不完全分隔性肝硬化。

5. 原发性胆汁性肝硬化

（1）临床症状

多见于中老年女性患者，长期阻塞性黄疸伴皮肤瘙痒，皮肤色素沉着、腹泻、骨质软化或骨质疏松。

（2）实验室检查

胆红素明显增加，碱性磷酸酶增高，线粒体抗体滴度高，平滑肌抗体阳性，白蛋白减低，血清胆固醇增高。

（3）胆道造影检查

采用不同方法检查，包括口服和静脉胆道造影、经皮肝穿胆道造影术（PTC）、经纤维十二指肠镜进行逆行胰胆管造影术（ERCP），有助于本病的诊断并能排除肝外阻塞性黄疸。

（4）肝组织学检查

经皮腹腔穿刺，腹腔镜直视下肝活检，必要时剖腹活检。

（二）西医治疗

1. 药物治疗

目前尚无肯定有效的逆转肝硬化的药物，临床多为对症治疗。

2. 腹水的治疗

（1）限制水钠摄入

一般输液量应限制在每日 1000ml 左右，如有血钠过低，应限制在 500ml 以内。钠应限制在每日 10 ~ 20mmol（氯化钠 0.6 ~ 1.2g），早期腹水约 10% ~ 15% 的患者可产生自发性利尿。

（2）增加水钠的排出

①利尿剂：一般先选用安体舒通 20mg，如不见效则加速尿，每日 40 ~ 60mg，或双氢克尿塞 25 ~ 50mg，连续用药不宜超过 4 周，加用排钾利尿剂需注意补充氯化钾，以避免发生低氯低钾性碱中毒；②腹腔穿刺放液：由于放液有许多缺点，一般不宜采用，只有大量腹水影响到心肺功能引起胸闷、呼吸困难，或压迫肾静脉影响其血液回流和利尿，或并发自发性腹膜炎须进行腹腔冲洗时，可采用腹腔穿刺放液；注意放液要缓慢，放液量不可过多，一次以不超过 3000ml 为宜。

（3）定期小量输入白蛋白

每周 1 ~ 2 次。可改善机体一般状况，提高血浆胶体渗透压，对恢复肝功能、促进腹水消退有较大帮助。

（4）腹水浓缩回输

对难治性腹水可采用此法。腹水经过体外透析浓缩后回输，可补充蛋白质，提高血浆胶体渗透压，改善肾血液循环。但腹水内可存在内毒素等抗原物质。

3. 并发症的治疗

（1）上消化道出血

①禁食，补充血容量，纠正休克；②止血，垂体后叶素 20u 加 5% 葡萄糖 200ml 于 20min 内缓慢静脉滴注，可以降低门静脉压力，必要时可重复应用，但每日不超过 3 次为宜，高血压、冠心病患者禁用；心得安 20 ~ 40mg，每日 3 次，可以降低心率，减少心搏出量，降低门脉压力，有防治出血效果；三腔二囊管压迫止血，一般均能获得满意效果，操作中须注

意置管引起的血液反流进入气管而致窒息，置管 24h 后宜放出气囊空气，以防压迫过久致黏膜糜烂，必要时再重复充盈气囊；纤维内镜激光止血，喷洒止血药物或注射硬化剂至曲张的静脉；③手术治疗，对肝功能基本正常、药物治疗无效者可行手术治疗。

（2）自发性腹膜炎

除积极加强支持治疗外，宜早期足量联合应用抗生素，主要针对革兰氏阴性杆菌兼顾革兰氏阳性球菌选用抗生素。首选第三代头孢抗生素，其次选氨苄青霉素合并克拉维酸，以及第三代喹诺酮类药物如诺氟沙星、培氟沙星、氧氟沙星、环丙沙星等，宜选 2～3 种抗生素联合应用，疗程至少两周，也可同时腹腔内注射抗生素。治疗无效者需要根据腹水细菌培养的药敏试验结果调整抗生素。

（3）功能性肾衰竭

避免使用对肾脏有毒性的药物如庆大霉素、卡那霉素等；避免降低血容量的各种因素如大量利尿、放腹水等。严格控制输液量，量出为入，纠正水、电解质和酸碱失衡；输入白蛋白、血浆、右旋糖酐，进行腹水浓缩回输，以提高循环血量，改善肾血流。

（4）肝性脑病

宜采取综合措施，包括消除诱因、减少肠内毒物的生成和吸收、促进有毒物质的代谢清除，纠正氨基酸代谢失衡、应用降氨药物等。

4.肝移植

（1）适应证

各种原因引起的终末期肝硬化病人包括难治性腹腔积液，药物、内镜或外科分流无效的胃底食管静脉曲张出血、肝肾综合征、肝肺综合征和肝性脑病者，均可成为肝移植候选人。

（2）禁忌证

以下情况不宜作肝移植：①不能控制的全身感染如 HIV阳性；②肝外恶性肿瘤及晚期肝恶性肿瘤；③吸毒、酗酒、不能依从术后免疫抑制剂者。

三、裴正学教授思维方法

肝硬化临床表现十分复杂，根据其临床表现不同可归属于中医之"臌胀""黄疸""胁痛""积聚"等范畴。裴正学教授认为肝气郁结，横逆犯胃，肝胃不和，肝肾亏虚是本病的主要病机，提出疏肝和胃，活血化瘀，清热除湿，滋阴补肾，健脾益气为本病主要治疗法则。其常用基础方为胆胰合症方，在此基础上，使用强肝汤、逍遥散、柴胡疏肝散、香砂六君子汤、半夏泻心汤、颜氏家藏方、乙葵同源饮等加减进退。

对于肝硬化引起的一系列并发症，裴正学教授认为西医短期治疗效果显著，然而长期疗效尚不尽如人意，中医恰能弥补这方面之不足，中医治法为疏肝和胃，是将现代医学之保肝、利胆、预防纤维化等作用熔于一炉的综合治疗。其中保肝之代表方剂有逍遥散、柴胡疏肝散、四逆散、四物汤；和胃之代表方剂为四君子汤、香砂六君子汤、半夏泻心汤、补中益气汤、归脾汤等。

肝硬化患者因治疗不当或过分劳累、反复感冒、情绪影响等可诱发肝坏死，此为亚急性或慢性重症肝炎，其临床特点为黄疸急剧加深、转氨酶相对不高，此谓胆酶分离现象，肝浊音界缩小，可出现腹水剧增，严重患者常伴有肝性脑病。此时患者病情危重，原则上宜住院进行西医抢救，但中药配合治疗十分重要，中医通腑疗法往往能起到十分显著的效果，裴正学教授常用大柴胡汤鼻饲，能加速患者复苏向愈。

晚期肝硬化消化道大出血是本病棘手的问题，西医在治疗消化道大出血方面有一些行之有效的方法，如垂体后叶素、奥曲肽、三腔二囊管等应用均有明显疗效，加上及时输血往往可使一部分上消化道出血缓解。裴正学教授治疗此类消化道出血常以三黄泻心汤、旋覆代赭汤、秘红丹合方加味、黄土汤加味。

四、中医辨证分型及方药

（一）肝硬化分型辨证论治

1. 肝郁脾虚证

证见：胁肋胀痛或窜痛，或胁下痞块，脘腹胀满，急躁易怒，口干口苦，体倦乏力，食欲缺乏，恶心，面色黧黑，大便溏薄，嗳气不适，舌质淡红，苔白腻，脉弦数。本型见于肝硬化早期合并有慢性胆囊炎病史者。

治则：疏肝理气，健脾和胃。

方药：柴胡疏肝散、半夏泻心汤加味：柴胡10g，枳实

10g，白芍 10g，炙甘草 6g，川芎 6g，香附 6g，陈皮 6g，木香 6g，丹参 30g，草豆蔻 6g，半夏 6g，黄芩 10g，黄连 6g，干姜 6g，蒲公英 15g，败酱草 15g，生龙骨 15g，生牡蛎 15g，乌贼骨 15g。

2. 气滞血瘀证

证见：胸胁胀满，走窜疼痛，痛处不移，右胁痞块，刺痛拒按，舌紫暗有瘀斑，脉细涩。查体可见肝掌、蜘蛛痣、腹壁青筋暴露。此型多见于肝硬化代偿期肝功能损害，肝脾肿大，少量腹水。

治则：活血化瘀，理气散结。

方药：胆胰合症方加味：柴胡 10g，枳实 10g，白芍 10g，甘草 6g，川芎 6g，香附 6g，丹参 20g，木香 6g，草豆蔻 6g，大黄 6g，黄芩 10g，黄连 6g，延胡索 10g，川楝子 20g，制乳香 6g，制没药 6g，干姜 6g，蒲公英 15g，败酱草 15g，青皮 6g，姜黄 6g，肉桂 3g。

3. 湿热蕴结证

证见：腹大坚满，烦热，口苦，尿赤而短，大便秘结，或面目一身悉黄，黏腻口苦，舌红苔黄腻，脉弦数。此型多见于肝硬化代偿期，肝功能损害严重，转氨酶高，胆红素高，腹水多，正气尚存，邪气有余，并发症较多者。

治则：清热利湿，解毒退黄。

方药：胆胰合症方加裴氏五味消毒饮：茵陈 20g，栀子 10g，金钱草 15g，白花蛇舌草 15g，虎杖 15g，半枝莲 15g，重楼 15g，夏枯草 15g，柴胡 10g，枳实 10g，白芍 10g，甘草 6g，川芎 6g，香附 6g，丹参 20g，木香 6g，草豆蔻 6g，大黄 6g，黄芩 10g，黄连 6g，延胡索 10g，川楝子 20g，制乳香 6g，制没药 6g，干姜 6g，蒲公英 15g，败酱草 15g。

4. 脾肾阳虚证

证见：腹部胀满膨隆，脘闷纳呆，便溏或五更泄泻，神疲怯寒，尿少肢肿，阳萎，腰膝酸软，舌质淡胖，边有齿痕，苔白滑，脉沉细。此型多见于肝硬化失代偿中晚期，肝肾功能损害，低蛋白血症，大量腹水。

治则：温补脾肾，化气行水。

方药：真武汤、五苓散、五皮饮加味：附子 6g（先煎），白芍 10g，白术 10g，茯苓 10g，生姜 6g，泽泻 10g，桂枝 10g，猪苓 10g，大腹皮 15g，葫芦皮 15g，车前子 10g（包煎），防己 10g，黄芪 20g，赤小豆 30g。

5. 肝肾阴虚证

证见：五心烦热或低热，胁肋隐痛，双目干涩，口干咽燥，青筋暴露，腰膝酸软，舌红少苔，脉细数。此型多见于肝硬化失代偿晚期，肝肾功能损害，低蛋白血症，大量腹水，肝肾综合征，肝性脑病，电解质紊乱，消化道出血者。

治则：滋阴补肾，软坚化瘀。

方药：乙癸同源饮加减：北沙参 15g，麦冬 10g，玉竹 10g，当归 10g，枸杞子 10g，川楝子 20g，生地 12g，何首乌 10g，鳖甲 15g，生牡蛎 20g，红花 6g。

（二）肝硬化失代偿期之并发症治疗

1.上消化道出血

（1）火热妄行证

证见：突然吐血，来势迅猛，出血量可达 1000ml 以上，迅速伴有血压下降，脉搏增快，出汗心慌，口干口渴，小便少，四肢逆冷，脉微欲绝，舌质红，苔薄黄，脉弦数。

治则：清胃热，泻火止血。

方药：泻心汤加减：大黄 10g，黄连 3g，黄芩 10g，生赭石粉 20g，肉桂 3g。

（2）脾肾阳虚证

证见：久病不愈，反复吐血、便血，头晕目眩，面色苍白萎黄，食欲不振，怕冷，舌质红，苔薄白，脉细弱。

治则：健脾温肾，养血止血。

方药：黄土汤加减：生地 12g，黄芩 10g，甘草 6g，阿胶 10g，白术 15g，附子 6g（先煎），党参 15g，炒荆芥穗 10g。

2.肝性脑病

证见：此即肝昏迷，主要表现精神障碍，躁动，昏迷，扑击样震颤。此病实验室检查可概括为"三高三低"，"三高"者血氨增高、假性神经介质增高、芳香族氨基酸增高；"三低"者血钾值降低、血糖值降低、人血白蛋白降低。肝性脑病抢救应以"三高三低"纠正为纲，才能正确无误地达到治疗目的。肝性脑病中医亦有治疗作用，《伤寒论》"下利谵语者，有燥屎也，宜大承气汤"，"太阳病不解，热结膀胱，其人如狂，血自下，下者愈，外证未解者，尚未可攻，当先解外，外证解已，但少腹急结者，乃可攻之，宜桃仁承气汤"。两条经文的共同特点是热病并发精神症状。"谵语""其人如狂"均可作为肝性脑病之精神症状，此类症候属中医阳明腑实证。

方药：大承气汤和桃仁承气汤加减：大黄 10 ～ 20g（后下），芒硝 10g（冲化），枳实 10g，厚朴 10g，桃仁 10g，甘草 6g，柴胡 10g，白芍 10g，桂枝 10g，生姜 6g，大枣 4 枚，黄芩 10g，黄连 6g，木香 10g，草豆蔻 6g，丹参 20g。

3. 肝肾综合征

证见：肝硬化发展到一定程度，肾功能遭到破坏甚至衰竭，西医对肾功能衰竭抢救，常用大剂量白蛋白输注和透析疗法。

方药：疏肝补肾法，使患者肝肾综合征好转。拟方：当归 10g，白芍 10g，白术 10g，茯苓 10g，泽泻 10g，生地 12g，山药 10g，山萸肉 10g，丹皮 6g，大黄 10g，附子 6g（先煎），桂枝 10g，益母草 20g，赤芍 10g，车前子 10g，金银花 15g，白花蛇舌草 15g，三棱 10g，莪术 10g，制乳香 6g，制没药 6g，水蛭 10g（分冲）。方中三棱、莪术、制乳香、制没药、水蛭活血化瘀，为治疗肾功能衰竭之主药，尤其水蛭一味药具有推墙倒臂之力，此可谓不破不立也。

4. 电解质紊乱

证见：大量腹水、低蛋白血症、低钾血症是肝硬化电解质紊乱的基本特点。裴正学教授多从肝脾论治，《金匮要略》"见肝之病，知肝传脾，当先实脾"。

方药：逍遥散、强肝汤来疏肝健脾，香砂六君子汤理气健脾。拟方：当归 10g，白芍 10g，柴胡 10g，炒白术 10g，茯苓 10g，甘草 6g，生姜 6g，大枣 4 枚，木香 6g，砂仁 3g，陈皮 6g，半夏 6g，党参 15g，丹参 30g，黄芪 30g，生地 12g，郁金 10g，秦艽 10g，板蓝根 10g，炒麦芽 15g，炒山药 15g，炒神曲 15g，茵陈 15g。

五、裴正学教授用方解析

裴正学教授认为肝硬化因肝气郁结，横克脾土，脾失健运，肝脾不和，湿热蕴结，病久肝肾亏虚，最终形成肝肾综合征、肝性脑病。治疗以疏肝和胃，活血化瘀，健脾理气，扶正固本为原则。其用基础方为自拟之胆胰合症方，本方中柴胡、枳实、白芍、川芎、香附、陈皮疏肝理气，陈皮、半夏、甘草理气和胃，黄芩、黄连清热燥湿，木香行气，配以黄连厚肠胃而止泻，干姜、半夏辛开降逆止呕，生龙骨、生牡蛎、乌贼骨制酸止痛，以调节肠胃之应激性胃酸过多；丹参、木香、草蔻乃小丹参饮，理气调中，消除胀满；枳实、木香行气止痛；蒲公英、败酱草清热解毒以消炎。肝硬化患者多半合并胆囊炎，或转氨酶升高，认为此为邪气有余之表现，故用清热解毒之法。

药物加减方面，如胁下刺痛不移，拒按，舌有瘀斑，脉弦涩者，属气滞血瘀，可酌加元胡、川楝子、制乳香、制没药活血化瘀；疼痛较著者加全蝎、蜈蚣、僵蚕搜风通络止痛；腹泻稀水样便，寒湿侵袭，中阳不振，加茯苓、白术、泽泻、桂枝、干姜、砂仁温阳散寒，健脾止泻；黄疸，口干口苦，小便短赤，大便干结，舌质红，苔黄腻者，属湿热熏蒸，三焦气机阻滞，加茵陈、山栀子、大黄、虎杖、金钱草、半枝莲清利湿热退黄；小便不利者加大腹皮、葫芦皮、车前子、陈皮、桑白皮利水消肿；肝掌、蜘蛛痣、腹壁静脉曲张，舌质黯红，舌边有瘀斑，脉弦涩属瘀血阻络，可酌加膈下逐瘀汤活血逐瘀，消症破结；肝脾肿大可加三棱、莪术、夏枯草、生龙骨、汉三七、水蛭、鳖甲、生牡蛎以软坚散结；肝区疼痛加延胡索、川楝子、制乳香、郁金、姜黄、肉桂、莪术行气止痛；转氨酶升高，邪气有余，湿热迷恋，加降酶合剂（金银花15g，连翘15g，蒲公英15g，败酱草15g，白花蛇舌草15g，半枝莲15g，汉三七粉3g，五味子粉5～10g）；白蛋白/球蛋白比例倒置，为正气不足，加黄芪、丹参、鹿角胶、龟板胶、紫河车益气补血，扶正固本，其中黄芪、丹参量可用至30g；合并上消化道出血者，病情危重，应在积极抢救的同时选用生大黄粉6g，三七粉3g冲服，也可用三腔管压迫止血，胃气囊充气固定后将五倍子粉、白芨各10g调成糊状服下，再把食道气囊充气压迫止血。

六、裴正学教授临床病案举例

例1：谢某，男，52岁。主诉：肝区隐痛半年。患者确诊乙肝大三阳十余年，近半年出现脘腹胀满，肝区隐痛，食少，食欲缺乏，乏力呕恶，面色黧黑，巩膜轻度黄染，小便黄，大便干，舌质红，苔黄腻，脉弦滑数。ALT 125U/L，AST 78U/L，A/G1.25，B超：脾厚45mm，门静脉宽度14mm。

【西医诊断】乙型慢活肝大三阳，肝硬化失代偿期。

【中医辨证】肝郁气滞，湿阻脾胃。

【治则】疏肝和胃，清热利湿。

【方药】胆胰合症方加味：柴胡10g，枳实10g，白芍10g，甘草6g，香附6g，丹参30g，黄芪30g，木香10g，草豆蔻6g，大黄6g，黄芩10g，黄连6g，干姜6g，延胡索10g，川楝子20g，制乳香6g，制没药6g，蒲公英15g，败酱草15g，金银花15g，连翘15g，白花蛇舌草15g，半枝莲15g，茵陈20g，栀子10g。水煎服，两日1剂，共14剂，口服。

二诊：1个月后复查肝功能转氨酶正常，精神食纳好转，腹胀减轻，舌质红，苔薄白，脉弦滑。证属肝郁脾虚，方用强肝汤、香砂六君子汤加减：当归10g，白芍10g，生地10g，黄精20g，黄芪30g，郁金10g，党参10g，泽泻10g，甘草6g，山楂10g，丹参30g，秦艽10g，神曲10g，板蓝根10g，木香10g，砂仁6g，半夏6g，陈皮6g，白术10g，茯苓10g，柴胡10g，枳实10g。水煎服，两日1剂，共30剂，口服。

三诊：已服药2月，患者病情明显好转，腹胀减轻，食欲增加，体重增加，面色渐红润，舌质红，苔薄白，脉弦缓。复查肝功能正常，转氨酶不高，胆红素正常，脾脏厚度40mm，门静脉12mm。症属肝郁脾虚，瘀血阻络。以强肝汤、小柴胡汤、香砂六君子汤加三棱10g，莪术10g，鳖甲15g，海藻10g，两日1剂，上方连续服用一年余，患者多数症状消失，复查各项指标正常，能参加日常工作。

例2：张某，男，52岁。主诉：腹胀乏力40d余。40d前因吐血，在某医院住院治疗好转。近一周又出现腹胀、乏力、口苦烦躁，大便干结，面色黧黑，皮肤油腻，舌质红，苔黄腻，脉弦涩。查体：肝肋下三指，脾脏肋缘下 5cm，质硬，腹水征阳性，腹壁静脉显露，下肢浮肿，巩膜轻度黄染，肝功转氨酶正常，总蛋白 66g/L，A 36g/L，G 30g/L，A/G=1.2，乙肝三系统为大三阳，大便潜血试验（阳性），脾厚 45mm，门静脉口径 16mm。上消化道造影示：食道静脉曲张。

【西医诊断】乙型慢迁肝大三阳，肝硬化失代偿。

【中医辨证】肝胆湿热蕴结，气滞血瘀。

【治则】清利湿热，行气化瘀。

【方药】胆胰合症方加茵陈五苓散加减：柴胡 10g，枳实 10g，白芍 10g，甘草 6g，川芎 6g，香附 6g，丹参 30g，木香 10g，草豆蔻 6g，大黄 10g，黄芩 10g，黄连 6g，干姜 6g，延胡索 10g，川楝子 20g，制乳香 12g，制没药 12g，蒲公英 15g，败酱草 15g，茵陈 20g，栀子 10g，炒白术 10g，茯苓 10g，泽泻 10g，桂枝 10g，猪苓 10g，大腹皮 10g，葫芦皮 10g，车前子 10g（包煎）。水煎服，两日 1 剂，共 14 剂，口服。

西药给予保肝降酶退黄，利尿消肿，补充白蛋白治疗。忌食肉、鸡蛋、牛奶等高蛋白饮食。

二诊：上方服用 14 剂，水肿减轻，腹胀好转，黄疸消失，精神食纳好转，舌质红，苔薄黄，脉弦滑。白蛋白仍低，低蛋白血症需进一步治疗，症属肝郁脾虚，湿热留恋。后以胆胰合症方加强肝汤加味：柴胡 10g，枳实 10g，白芍 10g，甘草 6g，川芎 6g，香附 6g，丹参 30g，木香 10g，草豆蔻 6g，大黄 10g，黄芩 10g，黄连 6g，干姜 6g，延胡索 10g，川楝子 20g，制乳香 12g，制没药 12g，蒲公英 15g，败酱草 15g，当归 10g，黄芪 30g，秦艽 10g，板蓝根 10g，炒麦芽 10g，炒神曲 10g，郁金 10g，白豆蔻 30g，薏苡仁 30g，黄芪 30g。水煎服，两日 1 剂，共 30 剂，口服。

三诊：治疗两月后，病情好转，白蛋白仍低，腹胀减轻，食欲尚可，舌质红，苔薄白，脉弦缓。症属肝郁脾虚，正气不足。以强肝汤、香砂六君子汤加减：当归 10g，白芍 10g，生地 10g，黄精 20g，黄芪 30g，郁金 10g，党参 10g，泽泻 10g，甘草 6g，山楂 10g，丹参 30g，秦艽 10g，神曲 10g，板蓝根 10g，木香 10g，砂仁 6g，半夏 6g，陈皮 6g，白术 10g，茯苓 10g，柴胡 10g，枳实 10g 郁金 10g，香附 10g。水煎服，两日 1 剂，共 30 剂，口服。

上方连续加减服用 1 年以上，病情逐渐平稳，精神食欲均明显好转，化验肝功能正常，B 超示肝脾不大，无腹水发生。将三诊方制剂为丸药，长期服用以巩固疗效。

例 3：王某，男，46 岁。主诉：反复伴鼻衄 2 月余。乙肝肝硬化病史 20 余年，近 2 月口腔牙龈反复出血不止，伴鼻衄，口干烦热，胁肋胀痛，腰膝酸软，舌红少苔，脉细数。查肝功转氨酶正常，总蛋白 64g/L，白蛋白 34g/L，球蛋白 30g/L，PLT 78×10^9/L，B 超脾厚 42mm，门静脉口径 14mm。

【西医诊断】乙型慢迁肝小三阳，肝硬化失代偿期。

【中医辨证】肝肾亏虚，湿热留恋。

【治则】清热凉血，滋阴补肾。

【方药】桼龙汤加强肝汤核心：北沙参 15g，麦冬 10g，玉竹 10g，石斛 10g，白茅根 30g，怀牛膝 30g，丹皮炭 15g，陈棕炭 15g，薄荷炭 15g，大蓟炭 15g，当归 10g，白芍 10g，黄芪 30g，丹参 30g，秦艽 10g，板蓝根 10g。水煎服，一日 1 剂，共 20 剂，口服。

上方服用 20 余剂，牙龈出血、鼻衄好转，口干减轻，胁肋胀痛，乏力，证属肝肾阴虚，投以乙癸同源饮加味：北沙参 15g，麦冬 10g，玉竹 10g，石斛 10g，枸杞子 10g，生地 12g，当归 10g，川楝子 20g，何首乌 10g，鳖甲 15g，牡蛎 20g，红花 6g，黄芪 30g，丹参 30g。守方服用 2 月病情好转。

例 4：刘某，女，56 岁。主诉：腹胀、食欲缺乏、消瘦、乏力半年。患者近半年来腹胀，食欲缺乏，消瘦，乏力，寐差，精神倦怠，面色黝黑，小便少，舌质红，苔薄白，舌体胖大，脉弦。B 超示：肝脏明显缩小，脾厚 55mm，腹水少量；上消化道钡餐透示：食道静脉曲张；实验室检查示：血小板 48×10^9/L，白：球蛋白比例为 1.4：1，ALT 78U/L，AST 55U/L，乙肝三系统示小三阳。

【西医诊断】乙型病毒性肝炎，肝硬化失代偿期，脾功能亢进，腹水。

【中医辨证】肝郁脾虚，气血亏虚。

【治则】疏肝健脾、益气活血。

【方药】丹栀逍遥散、强肝汤加减：丹皮 10g，山栀子 10g，柴胡 10g，白芍 10g，当归 10g，白术 10g，茯苓 12g，黄芪 30g，黄精 20g，丹参 30g，郁金 10g，三棱 6g，莪术 6g，土鳖虫 6g，泽泻 10g，白花蛇舌草 15g，半支莲 15g，生地 10g，炒枣仁 15g，水蛭 6g（冲服）。水煎服，一日 1 剂，共 30 剂，口服。

二诊：患者服上药40余剂后腹胀明显减轻，纳食增加。但外感后引起面神经麻痹、多汗、头身疼痛，四肢酸困，舌质红，苔薄白，脉浮紧。证属肝郁脾虚，外感风寒，少阳郁阻。遂改用和解少阳之法，方为：柴胡10g，黄芩10g，半夏10g，党参10g，甘草6g，生姜4g，大枣4枚、黄芪30g，丹参30g，白附子10g，僵蚕10g，全蝎10g，当归12g，赤芍10g，板蓝根15g，马齿苋15g，白花蛇舌草15g，半支莲15g。水煎服，一日1剂，共10剂，口服，服用10余天后外感症状完全解除，口眼歪斜基本纠正。

三诊：腹胀减轻，精神及食纳好转，腹水减少，转氨酶正常，舌脉同前，以扶正固本治疗，上方去白花蛇舌草、半枝莲、马齿苋、白附子，加用香砂六君子汤，方药：丹皮10g，栀子10g，柴胡10g，白芍10g，当归10g，白术10g，茯苓12g，黄芪30g，黄精20g，丹参30g，郁金10g，三棱6g，莪术6g，土鳖虫6g，泽泻10g，党参15g，甘草6g，木香6g，草豆蔻6g，生地10g，炒枣仁15g，水蛭6g（冲服）。水煎服，两日1剂，共15剂，服用30d。

此后患者又以三诊处方加减巩固治疗30余天，诸症消失，复查B超示：肝大小正常，脾厚49mm；化验检查示：血小板124×10^9/L，白：球蛋白比例为2.4∶1，丙球蛋白为19.8%，均恢复正常。继续服用巩固疗效。

例5：张某，男，46岁。主诉：呕血2次。患者有4年的肝硬化病史和2年的上消化道反复出血史。此次因再次大量呕血2次住院治疗，西医输血、止血治疗后呕血停止，但有黑便，故用中药治疗。一诊患者面色萎黄，少气懒言，黑便每日三四行，伴上腹部疼痛、呃逆、反酸，舌淡，苔薄黄，脉细数。

【西医诊断】肝硬化失代偿期，上消化道出血。

【中医辨证】肝火犯胃，脾不统血。

【治则】清胃泻火，兼止血。

【方药】用旋覆代赭汤合三黄泻心汤加味：旋覆花15g，代赭石15g，半夏6g，生姜6g，党参10g，黄连3g，黄芩10g，干姜6g，甘草6g，大枣4枚，肉桂3g，花蕊石15g，血余炭15g，汉三七3g，生大黄10g。水煎服，一日1剂，口服。

二诊：服上方2剂后，呃逆停止，再未呕血，黑便次数较前减少，但仍上腹部疼痛不适、反酸，查舌脉同前，调整处方为：灶心黄土100g（煎汤代水），白术10g，附子6g（先煎），黄芩10g，黄连6g，阿胶10g（烊化），生地12g，大黄15g（后下），生龙骨15g，生牡蛎15g，乌贼骨15g，瓦楞子15g，白芍15g，甘草6g，肉桂3g。水煎服，一日1剂，口服。

三诊：服上方3剂后，大便颜色转黄，上腹痛及反酸症状基本消失，然后用香砂六君子汤加味进一步调理，患者诸症消失。

例6：常某，男，45岁。主诉：嗜睡2d。肝硬化病史3年，经常便秘。本次因出现嗜睡2d就诊。一诊，患者昏睡不醒，呼之不应，烦躁不语，牙关紧闭，身目俱黄，面赤身热，舌质红，苔薄黄，双脉弦大有力。

【西医诊断】肝硬化失代偿期，肝性脑病。

【中医辨证】热结肠胃。

【治则】通腹泻热。

【方药】大承气汤加味：大黄 20g（后下），芒硝 15g（冲化），枳实 10g，厚朴 10g，黄连 6g，黄芩 10g，半夏 10g，石菖蒲 10g，胆南星 6g，甘草 6g。水煎 300ml 分多次鼻饲给药。

二诊：患者经中药鼻饲 1d 后，大便日五行，泻下物焦黄恶臭，神志基本清醒，但仍嗜睡，呼之能应，口干，乏力，腹胀，舌红，苔黄燥，脉弦细，效不更方，原方加生地 12g，丹皮 10g，白芍 10g，去芒硝，大黄剂量减至 10g 继服。

三诊，患者服上方 2 剂后，神志完全清醒，其余各症亦明显好转。

例 7：赵某，男，72 岁。家属代诉：意识不清 1d。患者肝硬化病史 10 余年，伴有腹水，曾多次住院治疗，病情好转出院。此次入院前 1 周因饮食不善，出现吐血 2 次，每次出血量 50 ~ 100ml，1d 前出现意识不清。入院查患者嗜睡烦躁，胡言乱语，面色黧黑，体质瘦弱，扑翼样震颤阳性，腹壁静脉显露，肝脾肿大，舌质红，苔薄黄，脉弦细数。BUN 23mmol/L，24h 尿量 250ml。

【西医诊断】肝硬化失代偿期，肝昏迷。

【中医辨证】热入心包，肝肾阴虚。

【治则】入院后即可给予抢救肝昏迷，除用一般肝硬化、肝昏迷药物外，辅以中药。

【方药】桃仁承气汤合小柴胡汤、三黄泻心汤：大黄 20g（后下），芒硝20g（冲化），枳实10g，厚朴6g，桂枝10g，桃仁10g，冬瓜子10g，丹皮10g，黄芪30g，黄芩10g，黄连6g，柴胡10g，半夏6g，党参15g，甘草6g，生姜6g，大枣4枚，附子6g（先煎），干姜6g。水煎300ml，分2次鼻饲。服上方3剂，患者清醒，略有食欲，尿量每日达3000ml，观察到第4d，患者已能下床行走。

二诊：患者神志清醒，能简单言语对答，口干口渴，有时词不达意，舌质红，苔薄黄，脉弦细。属肝肾阴虚，治以滋阴潜阳，软肝化瘀。以乙癸同源饮、强肝汤加减：北沙参15g，麦冬10g，玉竹10g，当归10g，枸杞子10g，川楝子20g，生地12g，何首乌10g，鳖甲15g，牡蛎20g，红花6g。党参15g，黄芪30g，当归10g，白芍10g，秦艽10g，板蓝根10g，郁金10g，山楂10g，神曲10g，泽泻10g，茵陈20g，生龙骨15g，生牡蛎15g，乌贼骨15g。水煎服，一日1剂，共30剂，口服。

服用30剂，肝昏迷好转，腹胀减轻，食欲大增，精神稍差，治疗效果满意，继续以此方加减调理治疗1年余，进一步巩固疗效，防止复发。

七、古今各家学说荟萃

古代医家对本病的相关论述如下：

《灵枢·水胀篇》："腹胀，身皆大，大与腹胀等也。色苍黄，腹筋起，此其候也。"

《金匮要略·水气病脉证并治》中论述"肝水"的症状是

"肝水者，其腹大，不能自转侧，胁下腹痛……"；"脾水"的症状是"脾水者，其腹大，四肢苦重，津液不生，但苦少气，小便难"；"肾水"的症状是"肾水者，其腹大，脐肿，腰痛，不得溺……"。这三种水病都有"腹大"的症状，和臌胀相当，说明臌胀的发病与肝脾肾三脏的功能障碍密切相关。

《诸病源候论》："若积引岁月，人即柴瘦，腹转大……"。认为臌胀病出现腹水是由于腹内有结块在两胁肋部。

《医门法律·胀病门》："凡有癥瘕、积块、痞块，即是胀病之根，日积月累，腹大如箕，腹大如瓮，是名单腹胀。"亦认为腹水乃腹内结块所致。

《景岳全书·肿胀》："少年纵酒无节，多成水臌。"明确指出了臌胀的病因，观察到饮酒与臌胀的关系。

《寓意草·议郭台尹将成血蛊之病》："俱如平人，但面色萎黄，有蟹爪纹路……血蛊之候也"。

《辨证录·臌胀门》："何以知其是虫臌与血臌也，凡面色淡黄之中而有红点或红纹者是也。"说明历代医家早就认识到面部红点、红纹、蟹爪纹络即蜘蛛痣，和臌胀有着内在的联系。

《杂病源流犀烛·肿胀源流》："烦躁漱水，迷忘惊狂。"此神志异常的表现，认为与血臌相关，即为肝硬化的并发症肝性脑病的表现。

《医宗金鉴》谈到腹胀可以"吐·衄·泄血"。说明臌胀病可有出血的并发症。

《医门法律》："从来肿胀，遍身头面俱肿，尚易治。若只单单腹胀，则难治。"说明喻嘉言已认识到肝硬化为难治之症。

现代中医对肝硬化的认识及治疗方法众多：

李普则认为本病病位在肝，涉及脾肾，属本虚标实、虚实错杂之病症，气、血、水搏结为标，肝脾肾亏虚为本，"气虚血瘀、脾土衰败"是其基本病机。

彭胜权认为痰、湿、瘀、毒蕴结于脏腑，是本病病情缠绵难愈的重要原因，痰湿内蕴、气滞血瘀、"疫毒"稽留是肝硬化失代偿期主要的病理因素。

谭振平等选择 160 例慢性乙肝并肝硬化患者进行回顾分析，分为对照组及治疗组，治疗组采用软肝散治疗，观察患者治疗前后的临床症状、体征、肝功能（ALT、A / G）、肝纤维化指标（HA、LN、PCIII、CIV）。结果治疗组疗效明显优于对照组（$P < 0.05$），且软肝散在缓解临床症状、改善肝脏功能、降低肝纤维化指标等方面均有良好的效果。

张琼芝选取乙型病毒性肝炎肝硬化致腹胀患者 80 例，随机分为观察组和对照组。对照组据病情给予对症治疗、常规治疗及护理，观察组在此基础上加用消胀散敷脐穴。观察指标为：腹围、腹胀、肛门排气和二便情况。结果观察组疗效优于对照组（$P < 0.05$），表明采用消胀散敷脐治疗乙肝肝硬化腹胀具有较好疗效。

张利君选取 100 例乙肝肝炎肝硬化患者，随机分为对照组及治疗组。对照组患者给予肝泰乐、肌苷、维生素等西医常规治疗，治疗组患者在常规治疗基础上加一贯煎合桃红四物汤加减。观察发现一贯煎合桃红四物汤加减结合西医常规疗法治疗慢性肝炎肝硬化疗效佳。

第五章　自身免疫性肝炎

一、生理及病理

自身免疫性肝炎（AIH）是一种病因不明的肝脏实质炎症，由肝细胞的自身免疫反应引起，以高免疫球蛋白血症、循环自身抗体和组织学上有界面性肝炎及汇管区浆细胞浸润为特征。AIH 的发病机制尚未明确，目前认为遗传易感性是主要因素。AIH 最主要的组织学改变是界面性肝炎，汇管区大量浆细胞浸润，并向周围肝实质侵入形成界面炎症。肝小叶内可见肝细胞形成玫瑰花结（多个肝细胞围绕胆小管）和（或）点状、碎片状坏死。病情进展时也可出现桥接坏死甚至多小叶坏死，但汇管区炎症一般不侵犯胆管系统，无脂肪变性及肉芽肿。几乎所有 AIH 都存在不同程度的纤维化，严重病例可出现肝硬化。

二、诊断及治疗

（一）临床诊断

1. 症状

轻重不一。一般表现有疲劳、上腹不适、瘙痒、食欲不振等。早期肝大，通常还有脾大、黄疸、蜘蛛痣等。晚期发展为肝硬化，可有腹水、肝性脑病。肝外表现可有持续发热伴急性、复发性、游走性大关节炎；女性患者通常有闭经；可有牙龈出血、鼻出血；满月面容、痤疮、多体毛、皮肤紫纹；还可以有甲状腺炎和肾小球肾炎等表现。合并肝外表现时，多提示疾病处于活动期。

2. 实验室检查

（1）肝功能

在发病之初基本上所有患者都有血清转氨酶升高，转氨酶水平与肝坏死程度相关，但如果数值达几千则提示急性肝炎或其他疾病。胆红素和碱性磷酸酶多数轻到中度升高。

（2）免疫学检查

AIH 患者血清 γ-球蛋白和 IgG 升高，其水平可反映患者对治疗的反应。自身抗体动态水平变化有助于评价病情、临床分型及指导治疗。这些抗体包括抗核抗体（ANA）、抗平滑肌抗体（SMA）、抗肝肾微粒体抗体（LKM1）、抗 1 型肝细胞溶质抗原抗体（LCl）、抗可溶性肝抗原抗体（anti-SLA）/抗肝胰抗体（anti-LP）、抗去唾液酸糖蛋白受体抗体（ASGPR）、抗中性粒细胞胞浆抗体（pANCA）。

本病诊断主要根据临床表现、实验室检查及肝穿刺活检。基本要点包括：①排除病毒性肝炎、酒精、药物和化学物质的肝毒性作用及遗传性肝脏疾病；②转氨酶显著异常；③高球蛋白血症，γ-球蛋白或 IgG >正常上限 1.5 倍；④血清自身抗体阳性，ANA、SMA 或 LMKl 抗体滴度≥ 1∶80（儿童 1∶20）；⑤肝组织学见界面性肝炎及汇管区大量浆细胞浸润，而无胆管损害、肉芽肿等提示其他肝病的病变；⑥女性患者、伴有其他免疫性疾病及糖皮质激素治疗有效有助诊断。

（二）西医治疗

对符合下列条件的患者应予免疫抑制剂治疗：转氨酶明显升高(>正常上限 10 倍);转氨酶中度升高(>正常上限 5 倍)伴血清球蛋白明显升高（ >正常上限 2 倍）；组织学见桥状坏死或多小叶坏死。不符合上述条件者治疗视临床情况而定。

糖皮质激素对本病多有良效，目前美国肝病研究协会推荐治疗方案为：①单用泼尼松疗法：第 1 周泼尼松 60mg/d，第 2 周 40mg/d，第 3 周、第 4 周 30mg/d，第 5 周及以后 20mg/d 维持治疗；②为提高疗效及减少不良反应可用泼尼松和硫唑嘌呤联合疗法：开始时用泼尼松 30mg/d 和硫唑嘌呤 50mg/d，病情改善后逐渐减量至维持量泼尼松 10mg/d 和硫唑嘌呤 50mg/d。病情缓解是指临床症状消失、血清转氨酶及 γ-球蛋白基本恢复正常、组织学无明显活动性炎症。一般开始治疗 2 周后血液生化即开始有明显的改善，但肝脏组织学改善要晚 3 ~ 6 个月，达到完全缓解常需 2 ~ 3 年，但停药后仍有不少患者复发，因此不宜过早停药。长期用药应注意糖皮质激素引起的骨质疏松和硫唑嘌呤引起的骨髓抑制等不良反应。大多数 AIH 患者对治疗反应较好，可长期存活。约有 20%～40%的患者无效。对上述治疗无效者，有人试用环孢霉素 A、FK506、西罗莫司、环磷酰胺等治疗。少数治疗无效或已发生肝硬化的患者最终发展为失代偿期肝硬化，晚期患者施行肝移植可提高存活率。

三、裴正学教授思维方法

本病与病毒性肝炎之临床表现相同，轻者可无症状，仅在体检时发现肝大或肝功能异常，常见症状为乏力，全身不适，食欲减退，肝区不适或疼痛，腹胀，失眠，低热，同样可发展为肝硬化、肝硬化失代偿期以及出现上消化道出血、肝性脑病、感染、肝肾综合征、原发性肝癌、电解质紊乱等并发症。因其与其他肝炎或肝病的临床表现基本相同，单凭中医的望、闻、问、切难以确定具体类型。裴正学教授对本病的诊断常采取西医检查手段，对实验室检查发现肝功能损害的患者，首先排除病毒性肝炎，同时排除酒精性、药物性等肝损害，进一步查多肽抗体系列，本病免疫学检查血清抗核抗体、抗平滑肌抗体、抗肝肾微粒体抗体等一般为阳性，球蛋白、γ-球蛋白或 IgG 常高于正常上限。裴正学教授在长期临床实践中还总结出 C-反应蛋白、血沉这两项指标对本病也具较高的诊断价值，并常将血沉作为判定治疗效果的观测指标。"西医诊断"后，进行"中医辨证"，裴正学教授认为自身免疫性疾患当属中医之"风"证范畴。盖"风之为病善行而数变""风

者百病之长也""风与寒合、与热合、与湿合尽得其变也"此
为外邪；其次为内生之邪，如情志不畅所致的内火等；肝肾
先天不足，在内外之邪的影响下，伤肝、伤肾为本病的病机
演化，此为外界环境与机体自身因素的综合影响，内外合邪
是本病发生的主要病因。

　　对于本病的治疗，裴正学教授常采用"中药为主，西药
为辅"的方法。因其中医辨证为"风证"，风为外邪，与机体
内生之邪相合，在内外之邪的影响下，伤肝、伤肾为本病的
演化，故辨证立法上与各型病毒性肝炎迥异，常以桂枝芍药
知母汤为基础方，同时根据患者的具体辨证分型，常用胆胰
合症方、强肝汤、强肝核心、大小降酶汤、大小柴胡汤、柴
胡加龙骨牡蛎汤、四妙散、牛丹麦草二地黄、升山芷白云、
乙癸同源饮……加减进退（部分方剂见《裴正学医学笔记》）。

四、中医辨证分型及方药

1. 肝郁脾虚证

　　证见：胁痛走窜，胁下痞块，胸脘痞闷，体倦乏力，纳呆，
面色苍白，便溏，舌淡苔薄，脉弦缓。

　　治则：疏肝健脾，益气和中。

　　方药：桂枝芍药知母汤合胆胰合症方加味：桂枝 10g，白
芍 10g，甘草 6g，麻黄 6g，知母 10g，白术 10g，防风 10g，
附子 6g（先煎），柴胡 10g，枳实 10g，川芎 6g，香附 6g，丹
参 30g，木香 10g，草豆蔻 6g，大黄 10g，黄芩 10g，黄连 6g，
干姜 6g，延胡索 10g，川楝子 20g，制乳香 12g，制没药 12g，

蒲公英 15g，败酱草 15g。

2. 气滞血瘀证

证见：胸胁胀满，走窜疼痛，右胁痞块，刺痛拒按，舌紫暗有瘀斑，脉细涩。

治则：活血化瘀，理气散结。

方药：胆胰合症方、小柴胡汤加减：柴胡 10g，半夏 10g，党参 15g，枳实 10g，白芍 10g，甘草 6g，川芎 6g，香附 6g，丹参 30g，木香 10g，草豆蔻 6g，大黄 10g，黄芩 10g，黄连 6g，干姜 6g，延胡索 10g，川楝子 20g，制乳香 12g，制没药 12g，青皮 10g，姜黄 10g，肉桂 6g，三棱 10g，莪术 10g，鳖甲 10g，牡蛎 15g。

3. 湿热蕴结证

证见：腹大坚满，烦热口苦，尿赤而短，大便秘结，或面目一身悉黄，黏腻口苦，舌红苔黄腻，脉弦数。

治则：清热利湿，解毒退黄。

方药：强肝汤加裴氏五味消毒饮加减：当归 10g，白芍 10g，生地 10g，黄精 20g，黄芪 30g，郁金 10g，党参 10g，泽泻 10g，甘草 6g，山楂 10g，丹参 30g，秦艽 10g，神曲 10g，板蓝根 10g，茵陈 15g，白花蛇舌草 15g，半枝莲 15g，虎杖 15g，重楼 15g，夏枯草 15g。

4. 脾肾阳虚证

证见：腹部胀满，脘闷纳呆，神疲怯寒，尿少肢肿，腰膝酸软，舌淡体有齿痕，脉沉细。

治则：温补脾肾，化气行水。

方药：桂枝芍药知母汤合真武汤、五苓散加味：桂枝10g，白芍10g，甘草6g，麻黄6g，知母10g，白术10g，防风10g，附子10g（先煎），茯苓10g，白术10g，生姜10g，泽泻10g，猪苓10g。

5. 肝肾亏虚证

证见：五心烦热，胁肋胀痛，口干，青筋暴露，腰膝酸软，舌红苔少，脉细数。

治则：补益肝肾，滋阴清热。

方药：桂枝芍药知母汤、乙癸同源饮加减：桂枝10g，白芍10g，甘草6g，麻黄6g，知母10g，白术10g，防风10g，附子6g（先煎），北沙参15g，麦冬10g，玉竹10g，当归10g，枸杞子10g，川楝子10g，生地12g，何首乌10g，鳖甲10g，牡蛎15g，红花6g。

五、裴正学教授用方解析

裴正学教授将本病辨证为"风证"，故其治疗基础方为桂枝芍药知母汤，《金匮要略》"诸肢节疼痛，身体尪羸，脚肿如脱，头眩短气，温温欲呕，桂枝芍药知母汤主之。"外感于寒，则头痛，寒热，肢节疼痛；内伤于湿，则脚肿如脱。寒入肾，湿归脾，寒湿日久，脾肾双亏。脾气虚损，则身体尪羸，温温欲呕；肾气不足，则头眩短气。故该方主治外感风寒，内伤湿滞，意在祛风胜湿、散寒止痛。方中之桂枝温经通阳、利血脉、化瘀滞、散寒气、调营卫而止痛；白芍养血而柔筋脉，养阴而清郁滞，与桂枝同用，调气血、走关节、利血脉，善于缓急；知母清热除烦，滋阴润燥，和通关节。麻黄发汗解表寓开腠理而见阳光之意。白术健脾益气以防药之太过，损伤脾胃；干姜温中；甘草和中；防风祛风胜湿。裴正学教授在长期的临床实践中体会到该方有明显的免疫调节作用，曾观察采用该方治疗的患者的 IgM、IgG、IgA、CD3、CD4、CD8，结果均有明显的改善，服用该方常能使自身免疫性肝炎患者发热症状减轻，血沉恢复正常，肝损害逐渐恢复。

本病之常用第二方为裴正学教授自创的胆胰合症方（柴胡 10g，枳实 10g，白芍 10g，甘草 6g，川芎 6g，香附 6g，丹参 30g，木香 10g，草豆蔻 6g，大黄 10g，黄芩 10g，黄连 6g，干姜 6g，延胡索 10g，川楝子 20g，制乳香 10g，制没药 10g，蒲公英 15g，败酱草 15g），本方疏肝利胆，行气止痛。方中柴胡、枳实、白芍、甘草为四逆散，透邪解郁，疏肝理脾；大黄、黄芩、黄连为仲景三黄泻心汤，主症为"心下痞鞕"，泻火止血；丹参、木香、草豆蔻为小丹参饮，行气和胃；延胡索、川楝子、制乳香、制没药活血化瘀，行气止痛；香附、川芎行气活血，干姜温阳散寒止痛；蒲公英、败酱草清热解毒。凡属肝郁脾虚、气滞血瘀、湿热壅结之肝炎均可用此方加减治疗。

用药加减方面，转氨酶升高者可加金银花、连翘、蒲公英、败酱草、白花蛇舌草、半枝莲等清热解毒；白蛋白减少、A/G 倒置属正气亏虚，酌加黄芪、丹参、玉竹、黄精、党参、当归、何首乌、旱莲草等扶正固本药，其中黄芪、丹参用量达 30g，益气健脾；黄疸可加茵陈、山栀子；腹水可加大腹皮、葫芦皮、车前子；腹胀、便干可加厚朴、大黄；食欲缺乏可加焦三仙、鸡内金、炒莱菔子消食化积；口干少津加北沙参、麦冬、玉竹、石斛；脾厚可加三棱、莪术、鳖甲、牡蛎、红花化瘀软坚；血沉快、发热者，加红藤 30g，白蔹 20g，石见穿 20g，鱼腥草 20g，紫河车 20g，薏苡仁 20g（口诀：红白石，一车鱼）；便溏，口干不欲饮，加附子理中汤等。

特别强调，裴正学教授认为脾胃气虚在本病各阶段常兼有，故健脾益气应贯穿治疗的始终。同时建议本病患者，尤其已发展为肝硬化者，饮食方面要少吃肉类、蛋类、奶类等高蛋白食物，因高蛋白是引起机体变态反应的常见因素，此类饮食往往会诱发甚至加重病情。

六、裴正学教授临床病案举例

例 1：刘某，女，51 岁。主诉：腹胀乏力 2 月余。患者 2 月前出现腹胀乏力，食欲缺乏，消瘦，脘闷纳呆，神疲怯寒，尿少肢肿，腰膝酸软。此次就诊查腹部增强 CT 提示：肝脏病变，肝硬化失代偿，门脉高压，巨脾，胆囊炎。腹部 B 超提示：肝硬化，门静脉高压，巨脾，其脾厚约 50mm，门静脉 16mm。胃镜显示：食管、胃底静脉曲张。血常规：WBC 1.09×10^9/L，RBC 3.04×10^{12}/L，HB 78g/L，PLT 24×10^9/L，自身抗体 ANA、抗平滑肌抗体 SMA 均阳性，肝功能：AST 44U/L，总蛋白 59g/L，白蛋白 32g/L，总胆红素 59 μmol/L，直接胆红素 30.4 μmol/L，间接胆红素 27.0 μmol/L。患者自述曾吐血两次，没有甲、乙、丙肝炎等病史。查体：面色黧黑，腹部膨隆，脾大脐下三指，移动性浊音阳性，舌淡体有齿痕，脉沉细。

【西医诊断】自身免疫性肝炎，肝硬化失代偿，巨脾，脾功能亢进。

【中医辨证】脾肾阳虚。

【治则】温补脾肾，化气行水。

【方药】桂枝芍药知母汤合真武汤、五苓散加味：桂枝10g，白芍10g，甘草6g，麻黄6g，知母10g，白术10g，防风10g，附子10g（先煎），茯苓10g，白术10g，生姜10g，泽泻10g，猪苓10g。水煎服，一日1剂，共30剂，口服，并严格禁食肉、蛋、奶。

二诊：复查血常规：WBC 1.02×10^9/L，RBC 3.48×10^{12}L，HB 10^9g/L，PLT 42×10^9/L。肝功能：AST 77U/L，ALT 39U/L，总胆红素 $34\,\mu$mol/L，直接胆红素 $16\,\mu$mol/L，间接胆红素 $18\,\mu$mol/L。触诊脾脏已从脐下三指缩至脐上三指，已无腹胀，再无呕血，疗效非常显著。效不更方，原方继服30剂，一日1剂，以巩固疗效。

例2：患者，男，15岁。主诉：全身红疹伴瘙痒2年余。患者2年前无明显诱因出现全身红疹伴瘙痒，曾就诊于多家医院，行多项检查后考虑肝豆状核变性，期间给予患者青霉胺、葡糖糖酸锌颗粒，上述指标均无改善。遂求治于裴正学教授，患者全身红斑丘疹，瘙痒，皮肤巩膜黄染，双膝关节疼痛，角膜并不存在 K-F 环（即巩膜与角膜交界处绿褐色或暗棕色环形沉积物），口苦，大便秘结，乏力，气短，舌红苔黄，脉数。肝功提示总胆红素 $72\,\mu$mol/L，间接胆红素 $63\,\mu$mol/L，白球比值2.6，ALT、AST 均正常，血清铜蓝蛋白 16mg/dl，尿铜

190μg/24h，血小板 314×10⁹/L，血沉 10mm/h，肝炎病毒阴性，ANA 抗体阳性，B 超查肝肾无异常。结合上述病史资料，裴正学教授否定肝豆状核变性的诊断。

【西医诊断】自身免疫性肝炎。

【中医辨证】湿热蕴结兼正气亏虚。

【治则】清热利湿退黄兼固本。

【方药】桂枝芍药知母汤、强肝汤、兰州方核心加减：桂枝 10g，白芍 10g，甘草 6g，麻黄 6g，知母 10g，白术 10g，防风 10g，附子 10g（先煎），当归 10g，生地 10g，黄芪 30g，郁金 10g，党参 10g，泽泻 10g，甘草 6g，山楂 10g，丹参 30g，秦艽 10g，神曲 10g，板蓝根 10g，茵陈 15g，北沙参 15g，太子参 15g，人参须 15g，潞党参 15g，山萸肉 30g，乌蛇 10g，蝉蜕 10g，白鲜皮 15g，地肤子 10g。水煎服，两日 1 剂，口服。同时给予成药"裴氏古圣Ⅰ号、消风Ⅱ号、胆胰颗粒、生血颗粒"配合治疗。

二诊：患者服用了 5 剂后，全身皮疹开始消退，瘙痒明显好转，乏力气短改善，仍有口苦、皮肤黄染，复查总胆红素 55.7μmol/L，间接胆红素 45μmol/L，直接胆红素 10.7μmol/L，白球比值 2.5，血清铜蓝蛋白 19mg/dl，尿铜 131μg/24h，指标均明显改善。将上方做简单调整，易"兰州方"为"胆胰合症方核心"，余方药不变，嘱患者服用 15 剂。

三诊：诸症状好转，复查肝功，总胆红素 30μmol/L，间接胆红素 17.5μmol/L，直接胆红素 12.5μmol/L，白球比值 2.3，血清铜蓝蛋白 22mg/dl，尿铜 100μg/24h。至此患者各项检查指标均恢复正常，且自觉精神状态良好，治疗获大效。嘱继续上方加减巩固疗效。

例3：李某，男，39岁。主诉：发现黄疸1周。近1周出现皮肤黄染，伴牙龈出血、全身关节疼痛，乏力，气短，脘闷纳呆，神疲怯寒、食欲差，舌胖大边有齿痕，苔薄，脉细。血常规：WBC 1.29×10^9/L，RBC 2.04×10^{12}/L，HB 58g/L，PLT 14×10^9/L；肝功能：AST 144U/L，总蛋白49g/L，白蛋白30g/L，总胆红素56μmol/L，直接胆红素31.4μmol/L，间接胆红素29.0μmol/L。血沉78mm/h，ANA抗体阳性。腹部增强CT提示：肝脏弥漫性病变，肝硬化。既往无甲、乙、丙肝等病史。

【西医诊断】自身免疫性肝炎，肝硬化。

【中医辨证】脾肾阳虚湿热蕴证。

【治则】温补脾肾，利湿退黄。

【方药】胆胰合症方、兰州方核心、强肝汤核心加减：柴胡10g，枳实10g，甘草6g，大黄10g，黄连6g，黄芩10g，木香10g，草豆蔻10g，延胡索10g，川楝子20g，制乳香10g，人参须10g，太子参10g，北沙参10g，潞党参10g，生地12g，山萸肉30g，黄芪30g，丹参30g，当归10g，白芍20g，秦艽10g，板蓝根10g，苦参30g，鸡血藤10g，补骨脂10g，姜虫6g，全蝎6g，蜈蚣1条。水煎服，两日1剂，共30剂，口服。上方服30剂后，诸证全消，复查血常规、肝功能均正常，血沉10mm/h，疗效甚好。

七、古今各家学说荟萃

中医学经典著作中未见 AIH 的相应病名，临床常根据 AIH 患者的临床表现确定。因疾病发生的轻重缓急及病程所处阶段的不确定性，加之机体自身对疾病的反应程度的复杂性，所以，AIH 在不同机体或者发病的不同阶段可有多种临床表现，中医学将 AIH 归属为"肝病"范畴，可参照"黄疸""胁痛""肝着""积聚""鼓胀"等疾病论治。

现代医家对 AIH 的认识并不统一：

陈永灿认为 AIH 多由于禀赋异常，肝脾失调，气滞血瘀所致。肝脾失调，湿热内生，加之血瘀日久，则脉络不和，故本病的病机关键为瘀血内停、脉络不和。常用自拟桃红金兰茜丹汤治疗，由桃仁、红花、茜草、郁金、泽兰、地鳖虫、丹参、柴胡等药物组成。诸药共奏疏肝气、祛瘀血、通脉络之效，并随症加减，效果良好。

陈建杰教授认为外界环境与机体自身因素的综合影响，内外合邪是本病发生的主要病因。风为百病之长，故外邪最主要的是风邪；其次为内生之邪，如情志不畅所致的内火；肝肾先天不足，在内外之邪的影响下，伤肝、伤肾为本病的病机演化。

范永升教授认为 AIH 多是湿热、瘀毒之邪留滞肝经为患，故气滞血瘀为基本病机，脾胃失调引起湿热内壅，热毒伤阴导致肝肾阴亏，肝络郁滞为病机关键。治疗重在疏利肝经湿热，活血祛瘀解毒。

　　周仲瑛教授指出清热利湿是该病治疗关键，同时参照中医学"痹证""燥证""阴阳毒"等来治疗，在治疗中当加入祛风利湿、滋阴润燥、凉血解毒之类的药物。

　　金实教授认为本病用药时忌讳大补大寒，而要轻灵活泼，使气机通畅、络脉平稳、气血阴阳平衡。提出疏、清、化、补为 AIH 的具体治法。"疏"即指疏肝解郁，"清"即指清热解毒、清热凉血、清热化湿、清肝泻火，"化"指芳香化湿、利水渗湿、活血化瘀，"补"指滋补肝肾。

　　卢秉久教授以疏肝健脾、行气活血、清热利湿为主治疗早期、中期患者；以滋补肝肾、活血消证、利水消肿为主治疗晚期患者。总之，AIH 补虚以补气、养血、滋阴、健脾、滋补肝肾为主，泻实以清热、利（燥）湿、解毒、通络、疏肝、和胃为主。常以黄芪建中汤加减治疗脾虚湿滞型；以右归丸合苓桂术甘汤加减治疗脾肾阳虚型；以龙胆泻肝汤合茵陈蒿汤加减治疗肝胆湿热型；以一贯煎加减治疗肝肾阴虚型；以逍遥散合桃红四物汤加减气滞血瘀型；以逍遥散加减治疗肝郁脾虚型。

　　党中勤教授临床常用醋柴胡、醋郁金、党参、黄芪、茯苓、白芍、甘草片治疗本病。方中柴胡、醋郁金疏肝解郁，党参、黄芪、茯苓益气健脾，白芍养血柔肝，甘草片调和诸药，并随症加减。

　　徐光福教授运用益气解毒通络法治疗本病，并自拟方：黄芪、苦参、土茯苓、砂仁、香附、陈皮、茯苓、垂盆草、半枝莲、白花蛇舌草、丹参、三七粉、茜草炭、海螵蛸等加减，经过多年的临床实践证明效果确切。

总之，各位医家结合自己的临床经验，从不同角度遣方用药，均取得了满意效果，值得进一步总结经验，并在此基础上，提炼出有效的验方及专方专药。

第六章　急、慢性胆囊炎

一、解剖生理及病理

胆囊位于右方肋骨下肝脏后方的梨形囊袋（肝的胆囊窝）内，胆囊分底、体、颈、管四部，颈部连接胆囊管，胆囊管连接胆囊、肝胆管和总胆管，肝产生的胆汁经肝胆管排出，一般先在胆囊内贮存，胆囊腔的容积约40～70ml。胆囊的收缩排空受激素的调节，进食后尤其是在进食高脂肪食物后，小肠内分泌细胞分泌胆囊收缩素，经血流至胆囊，刺激胆囊肌层收缩，排出胆汁。胆囊的生理作用有储存胆汁、浓缩胆汁、分泌黏液、排空等。

急性胆囊炎的病理变化依炎症程度分为四型：①单纯性胆囊炎：可见胆囊壁充血，黏膜水肿，上皮脱落，白细胞浸润，胆囊与周围并无粘连，解剖关系清楚，易于手术操作；属炎症早期，可吸收痊愈；②化脓性胆囊炎：胆囊明显肿大、充血水肿、肥厚，表面可附有纤维素性脓性分泌物，炎症已波及胆囊各层，大量中性多核细胞浸润，有片状出血灶，黏膜发生溃疡，胆囊腔内充满脓液，并可随胆汁流入胆总管，引起 Oddi 括约肌痉挛，造成胆管炎、胆源性胰腺炎等并发症；此时胆囊与周围粘连严重，解剖关系不清，手术难度较大，出血亦多；③坏疽性胆囊炎：胆囊过分肿大，导致胆囊血运行障碍，胆囊壁有散在出血、灶性坏死、小脓肿形成，或全层坏死，呈坏疽改变；④胆囊穿孔：在坏疽性胆囊炎的基础上，胆囊底或颈部出现穿孔，常在发病后 3d 发生，其发生率为 6% ~ 12%，穿孔后可形成弥漫性腹膜炎、膈下感染、内或外胆瘘、肝脓肿等，但多被大网膜及周围脏器包裹，形成胆囊周围脓肿，呈现局限性腹膜炎征象；此时手术甚为困难，不得不行胆囊造瘘术。

慢性胆囊炎的病理变化，常由急性胆囊炎发展而来，或起病即是慢性过程。经多次发作或长期慢性炎症，黏膜遭到破坏，呈息肉样改变，胆囊壁增厚，纤维化、慢性炎细胞浸润、肌纤维萎缩、胆囊功能丧失，严重者胆囊萎缩变小，胆囊腔缩小或充满结石，形成所谓萎缩性胆囊炎。常与周围组织器官致密粘连，病程长者 90% 的病例含有结石。若胆囊颈（管）为结石或炎性粘连压迫引起梗阻，胆汁持久潴留，胆汁原有的胆色素被吸收，代之以胆囊所分泌的黏液，为无色透明的液体，称为"白胆汁"，胆囊胀大称为胆囊积液。

二、诊断及治疗

（一）临床诊断

1.急性胆囊炎的诊断

（1）症状

主要症状为右上腹痛，向右肩背部放散，疼痛呈持续性，阵发性加剧，可伴随有恶心、呕吐。呕吐物为胃、十二指肠内容物。后期表现发热，多为低热，寒战、高热不常见，早期多无黄疸，当胆管并发炎症或炎症导致肝门淋巴结肿大时，可出现黄疸。

（2）体征

局部表现为右上腹压痛，约25%的患者可触及肿大胆囊，murphy征阳性，右上腹有压痛、肌紧张及反跳痛，当胆囊穿孔后会出现全腹的炎症；全身检查患者可出现巩膜黄染，体温升高，脉搏加快，呼吸加快，血压下降等，如出现胆囊穿孔，炎症加重时，可表现感染性休克。

（3）实验室检查

约80%患者在血常规检查中出现白细胞计数增高，平均在（10～15）×10^9/L，其升高的程度和病变严重程度及有无并发症有关，若白细胞总数在20×10^9/L以上时，应考虑有胆囊坏死或穿孔存在。25%的患者在肝功能检查中出现血清总胆红素增高，单纯急性胆囊炎病人血清总胆红素一般不超过34μmol/L，若超过85.5μmol/L应考虑有胆总管结石并存；当合并有急性胰腺炎时，血尿淀粉酶含量亦增高；40%左右的患者血清转氨酶升高，但多数在 400U 以下，很少高达急性肝炎时所增高的水平。B 超是急性胆囊炎快速简便的非创伤检查手段，其主要声像图特征为：①胆囊的长径和宽径可正常或稍大，由于张力增高常呈椭圆形；②胆囊壁增厚，轮廓模糊，有时多数呈双环状，其厚度大于 3mm；③胆囊内容物透声性降低，出现雾状散在的回声光点；④胆囊下缘的增强效应减弱或消失。X 射线检查约 20% 的急性胆囊结石可以在 X 射线平片中显影，化脓性胆囊炎或胆囊积液，也可显示出肿大的胆囊或炎性组织包块阴影。有并发症而不能确诊的病人必须行腹部 CT 检查，CT 可显示胆囊壁增厚超过 3mm，若胆囊结石嵌顿于胆囊管导致胆囊显著增大，胆囊浆膜下层周围组织和脂肪因继发性水肿而呈低密度环，胆囊穿孔可见胆囊窝部呈液平脓肿，如胆囊壁或胆囊内显有气泡，提示"气肿性胆囊炎"，这种病人胆囊往往已坏疽，增强扫描时，炎性胆囊壁密度明显增强。

综上，如有右上腹突发性疼痛，并向右肩背部放射，伴有发热、恶心、呕吐，体检右上腹压痛和肌紧张，Murphy 征阳性，白细胞计数增高，B 超示胆囊壁水肿，即可确诊为本病，如以往有胆绞痛病史，则可有助于确诊。需要指出的是，15% ~ 20% 的病例临床表现较轻，或症状发生后随即有所缓解，但实际病情仍在进展时，会增加诊断难度。

2. 慢性胆囊炎的诊断

慢性胆囊炎是由急性或亚急性胆囊炎反复发作，或长期存在的胆囊结石导致胆囊功能异常，约 25% 的患者存在细菌感染，其发病基础是胆囊管或胆总管梗阻。慢性胆囊炎无特异的症状和体征。

临床表现有以下几种类型：①慢性胆囊炎急性发作型：患者有胆囊炎病史，急性发作时与急性胆囊炎一致；②隐痛性胆囊炎：长期出现右上腹隐痛；③餐后上腹饱胀、嗳气；④无症状型：只在手术或尸检时被发现。

检查：①B超检查：最有诊断价值，可显示胆囊大小，囊壁厚度，囊内结石和胆囊收缩情况；②腹部 X 射线平片：可显示阳性结石，胆囊钙化及胆囊膨胀的征象；胆囊造影可显示结石，胆囊大小、形状，胆囊收缩和浓缩等征象；③口服及静脉胆管造影：除可显示结石、胆囊大小、胆囊钙化、胆囊膨胀的征象外，还可观察胆总管形态及胆总管内结石、蛔虫、肿瘤等征象，对本病有诊断价值。

所以，慢性胆囊炎可根据患者病史、临床表现（多不典型）及 B 超检查作出诊断。

（二）西医治疗

1. 急性胆囊炎的治疗

（1）手术治疗

适应证包括：①胆囊炎伴严重的胆道感染；②胆囊炎出现并发症，如胆囊坏疽性炎症、积脓、穿孔等；③准备手术的患者，并发急性胆囊炎者，手术治疗可选用胆囊切除术与胆囊造瘘术。

（2）非手术治疗

症状较轻的单纯性胆囊炎或病程较久（＞72h）无加重者。

2. 慢性胆囊炎的治疗

慢性胆囊炎以保守治疗为主。对于症状轻、不影响正常生活的患者，可选用非手术治疗，低脂饮食，长期口服利胆药物，如消炎利胆片、熊胆胶囊、利胆素等；腹痛时可用颠茄类解痉药物对症治疗，必要时进行抗感染治疗。患者症状重或反复发作胆绞痛，伴有胆囊结石者，可选择手术治疗。

三、裴正学教授思维方法

裴正学教授认为本病属中医之"胁痛""脘腹痛""胆胀""黄疸""结胸发黄"等范畴。病因主要与情志郁结、感受外邪、饮食劳倦、蛔虫干扰以及地理水土因素等相关。病变主要部位在肝胆，其病机除肝气郁结、气滞血瘀、伤及本身外，还与肝气横逆犯胃所致脾胃同病有关。病情发展过程中虚实互见，以实证多见，实证以肝郁气滞、气滞血瘀、湿热瘀滞为主，虚证多以阴血亏虚、肝胆失养、脾胃虚弱常见。以疏肝利胆、清热利湿、活血化瘀、清热解毒为主要治则。常用基础方为胆胰合症方，在此方基础上亦可用柴胡疏肝散、香砂六君子汤、乙癸同源饮等加减，临床效果显著。

四、中医辨证分型及方药

1. 肝胆气郁证

证见:右上腹部隐痛、胀痛或窜痛，每因情志变化而增减，痛引肩背或腰背，急躁易怒,口苦咽干,食欲缺乏,厌油腻饮食。舌质淡红，苔薄白，脉弦紧。（此型多见于急性单纯性胆囊炎,

或某些胆囊炎的早期，或胆总管、胆囊部位无明显梗阻的结石病）

治则：疏肝解郁，利胆和胃。

方药：柴胡疏肝散加减：柴胡 10g，枳实 10g，白芍 10g，甘草 6g，香附 6g，川芎 6g，金钱草 15g，乌药 10g，木香 6g，延胡索 10g，川楝子 20g，生大黄 10g（后下），芒硝 10g（冲化）。

2.肝胆湿热证

证见：发病急剧，右上腹部胀痛或绞痛持续性加剧，硬满拒按，全身壮热，身热不扬或往来寒热，口苦咽干，恶心呕吐，不欲饮食，肌肤发黄，小便黄浊，舌质红，苔厚腻，脉弦滑或滑数。（本型多见于急性化脓性胆囊炎、胆管炎以及胆石症并发胆道感染者）

治则：清热解毒，利湿通里攻下。

方药：胆胰合症方加减：柴胡 10g，枳实 10g，白芍 10g，甘草 6g，川芎 6g，香附 6g，丹参 20g，木香 6g，草豆蔻 6g，大黄 6g，黄芩 10g，黄连 6g，延胡索 10g，川楝子 20g，制乳香 6g，制没药 6g，干姜 6g，蒲公英 15g，败酱草 15g。

3.瘀血停滞证

证见：上腹部刺痛，痛有定处，入夜尤甚，面色晦暗，或见胁下积块，舌质紫暗，脉弦涩。（本型常见于慢性胆囊炎、胆石症日久不愈者）

治则：活血化瘀，利胆通腑。

方药：血府逐瘀汤加减：桃仁 10g，红花 6g，当归 10g，赤芍 10g，川芎 10g，生地 10g，柴胡 10g，枳壳 10g，怀牛膝 15g，桔梗 20g，甘草 6g，郁金 10g，生大黄 10g，金钱草 10g，虎杖 10g，半枝莲 15g。

4.肝郁脾虚证

证见：右胁胀闷不适，乏力气短，颜面萎黄，食欲不振，厌油腻，大便稀溏，舌质红，苔薄白，脉弦细。（本型多见于慢性胆囊炎、胆石症患者）

治则：疏肝健脾，消食化积。

方药：柴胡疏肝散、香砂六君子汤加减：柴胡 10g，香附 6g，枳壳 10g，白芍 10g，川芎 10g，甘草 6g，木香 6g，党参 15g，白术 10g，茯苓 10g，半夏 10g，陈皮 10g，当归 10g，砂仁 3g，大枣 4 枚。

5.肝肾阴虚证

证见：右胁部隐隐作痛，劳累加重，口干咽燥，午后潮热，或五心烦热，头晕目眩，舌红少苔，脉弦细或细数。（本型多见于慢性胆囊炎、胆石症反复发作，病程长久不愈者）

治则：养阴柔肝，清热利胆。

方药：乙癸同源饮加减：生地 10g，北沙参 15g，枸杞子 10g，麦冬 10g，当归 10g，川楝子 20g，何首乌 10g，鳖甲 15g，生牡蛎 15g，红花 6g，白芍 10g，山楂 10g，金钱草 15g，郁金 10g，枳壳 10g。

五、裴正学教授用方解析

裴正学教授结合急、慢性胆囊炎的基本病机，认为治疗本病之基础方为胆胰合症方：柴胡 10g，枳实 10g，白芍 10g，炙甘草 6g，川芎 6g，香附 6g，丹参 10g，木香 6g，草豆蔻 6g，大黄 10g，黄芩 10g，黄连 6g，延胡索 10g，川楝子 20g，制乳香 6g，制没药 6g，干姜 6g，蒲公英 15g，败酱草 15g。方中柴胡、枳实、白芍、甘草、川芎、香附疏肝理气，枳实、香附、木香三药行气开郁，蒲公英、败酱草清热解毒，大黄、黄芩、黄连泻火通下，延胡索、川楝子、制乳香、制没药行气活血止痛，干姜温阳散寒止痛，丹参、木香、草豆蔻为小丹参饮，行气止呕而健脾胃。全方共奏疏肝理气、行气活血、清热解毒、缓急止痛之功。

药物加减方面：黄疸重加茵陈、山栀子除湿退黄；疼痛重加威灵仙、乌梅、女贞子、五灵脂、蒲黄解痉止痛；大便干结加厚朴、大黄、芒硝等软坚通便；肝气犯胃者，加半夏、陈皮、生姜、旋覆花、黄连、吴茱萸疏肝和胃；气郁化火，心烦口苦，口干，酌加丹皮、山栀子、虎杖、龙胆草等清肝泻火；合并胆结石症者加金钱草、虎杖、半枝莲、威灵仙、女贞子、乌梅、姜黄、鸡内金、海金沙等利胆排石；嗳气吐酸，舌苔厚腻等消化不良时，加用焦三仙、鸡内金、炒莱菔子、生大黄等消食导滞。

六、裴正学教授临床病案举例

例 1：姚某，女，41 岁。主诉：右上腹疼痛 3d，加重伴恶心呕吐 3 次。患者于 3d 前因进食火锅，饮啤酒后出现右上腹部胀痛向肩背部放射，恶心呕吐酸腐食物，急躁易怒，口苦咽干，纳差乏力，厌油腻饮食。舌质淡红，舌苔薄白，脉弦紧。B超提示：胆囊壁粗糙，壁厚4mm，急性胆囊炎，脂肪肝。

【西医诊断】急性胆囊炎，脂肪肝。

【中医辨证】肝郁气滞，食积内停。

【治则】疏肝理气，消食化积。

【方药】柴胡疏肝散加减：柴胡10g，枳实10g，白芍10g，甘草6g，香附6g，川芎6g，金钱草15g，丹参10g，木香6g，延胡索10g，川楝子20g，生大黄10g（后下），山楂10g，神曲10g，莱菔子10g，法半夏10g，生姜6g，连翘15g，金银花15g。水煎服，一日1剂，共7剂。

二诊：服药7剂后上腹部疼痛减轻，恶心呕吐消失，口苦口干好转，乏力，便稀，舌质红，苔薄白，脉弦滑。证属肝郁脾虚，上方去金银花、连翘，大黄减量至6g，加砂仁3g，陈皮6g，炒白术10g，茯苓10g，党参15g理气健脾。

三诊：上方服用7剂，精神食纳均较前好转，大便正常，由于上腹部再未疼痛，舌质红，苔薄白，脉弦滑，上方去金钱草，加郁金10g利胆开郁，连续服用1月余，诸症状消失，B超复查肝、胆、脾未见异常，病情痊愈。

例2：赵某，男，58岁。主诉：间歇性右上腹胀痛2年，加重伴发热1d。患者2年来每次因饮酒或进食鸡蛋、肉食及油腻饮食后自觉右上腹胀痛，伴恶心、呕吐，曾经医院诊断为慢性胆囊炎，经输液抗炎对症治疗后症状减轻。本次发作因1d前大量进食油腻食物，夜间发生右上腹部刀割样疼痛，且持续性加剧，发烧，体温38.6℃，腹部硬满拒按，口苦口干，恶心呕吐，不思饮食，小便黄浊。舌质红，舌苔黄厚腻，脉弦滑数。查体：右上腹部压痛阳性，反跳痛阳性，"莫菲氏征"阳性，腹肌紧张，腹痛拒按，肝脾未扪及。B超提示：急性胆囊炎，胆囊多发性结石。

【西医诊断】慢性胆囊炎急性发作，胆囊多发性结石。

【中医辨证】肝胆湿热证。

【治则】清热解毒，利湿通里，活血化瘀。

【方药】胆胰合症方加减：柴胡10g，枳实10g，白芍10g，甘草6g，川芎10g，香附6g，丹参20g，木香6g，草豆蔻6g，大黄10g（后下），黄芩10g，黄连10g，延胡索10g，川楝子20g，制乳香6g，制没药6g，干姜6g，蒲公英15g，败酱草15g，金钱草15g，虎杖10g，半枝莲15g。水煎服，一日1剂，共7剂，口服。

二诊：经积极输注抗生素，配合中药口服以及饮食治疗，患者腹痛减轻，恶心呕吐好转，腹部变软，无发热，二便自调，精神食纳较前好转，舌质红，苔薄黄，脉滑数。方药对症，湿热分消，上方大黄减量至6g，黄连减量至6g，加郁金10g，降香10g，红花6g行气活血利胆。连续加减服用2月余诸症消失，经B超复查胆囊炎消失，胆石症好转。

例3：陈某，女，38岁。主诉：间歇性右上腹疼痛10年，加重伴恶心呕吐1周。患者于10年前，因进食煎鸡蛋、肉食后出现上腹部胀痛并向后背部放射，口苦口渴，大便干结，烦躁不安，就医后诊断为急性胆囊炎，经对症治疗好转。后每因情志不畅或进食辛辣油腻饮食时发作。近1周由于工作劳累，晚上加班后吃夜宵，夜间突发腹痛腹胀，恶心呕吐胃内容物，右上腹部持续性剧烈疼痛，出冷汗，发烧，体温38.5℃。B超显示：急性胆囊炎，胆结石。白细胞 15.6×10^9/L，中性粒细胞80%，淋巴细胞20%，血红蛋白128g/L，血小板 115×10^9/L。给予生理盐水250ml+头孢哌酮钠4g，替硝唑0.4g静脉滴注。24h禁食禁水，输液3d症状减轻，出院院外治疗。刻下症：右上腹部隐痛，口干口臭，胃脘烧灼泛酸，食欲缺乏，大便干结，夜寐欠安，舌红少苔，脉弦细数。

【西医诊断】慢性胆囊炎急性发作，胆石症。

【中医辨证】肝肾阴虚证。

【治则】养阴柔肝。

【方药】乙癸同源饮加减：北沙参15g，麦冬10g，玉竹10g，石斛10g，当归10g，枸杞子10g，川楝子20g，生地12g，何首乌10g，制鳖甲15g，生牡蛎15g，红花6g，金钱草15g，郁金10g，枳壳10g，大黄10g（后下）。水煎服，一日1剂，共7剂。忌食生冷油腻饮食。

二诊：服药7剂后右上腹部隐痛减轻，大便通畅，口干口臭好转，乏力，食欲缺乏，舌质红，舌苔少，脉弦细。上方大黄减量至6g，加鸡内金、海金沙各10g，虎杖10g，半枝莲15g加强利胆排石之力。上方连续加减服用3月，病情好转，继续服药巩固疗效。

七、古今各家学说荟萃

中医古籍中无急、慢性胆囊炎之病名，但对此病早有记载：

《灵枢·五邪》:"邪在肝,则两胁中痛。"《素问·缪刺论》:"邪客于足少阳之络,令人胁痛不得息。"《灵枢·本藏》:"胆胀者,胁下满而痛引小腹。"根据急性胆囊炎右上腹疼痛为主的临床表现,中医病名为"胁痛";慢性胆囊炎右上腹胀满或隐痛,伴见恶心、腹胀等表现,中医病名为"胆胀"。

《灵枢》:"胆胀者,胁下痛胀,口中苦,善太息"。首次记载胆胀的病名,同时对胆胀的症状也做了介绍。

《伤寒论·辨太阳病脉证并治》:"……呕不止,心下急,郁郁微烦者,此为太阳病未解,与大柴胡汤下之则愈"。论述了胆胀的治法剂方药。

《伤寒论·辨少阳病脉证并治》:"本太阳病,不解,转入少阳者,胁下硬满,干呕不能食,往来寒热"。说明少阳发病是发生胆胀的重要原因。

《金匮要略·黄疸病脉证并治》:"谷气不消,胃中苦浊,浊气下流,小便不通,……身体尽黄,名曰谷疸"。记载了与肝胆相关之黄疸。

《杂病源流犀烛·肝病源流》:"气郁,由大怒气逆,或谋虑不决,皆令肝火动甚,以致肤胁肋痛"。记载了本病之病机。

现代医家对本病的相关认识:

张瑞霞教授认为本病多因肝郁气滞、湿热阻滞引起,其采用疏、导、利、通治法,四逆散联合五苓散治疗本病,疗效显著。

党中勤教授认为本病病机发展变化较多,气郁、湿热、实结相互夹杂,治疗上以疏肝利胆、和降通腑为关键,兼顾理脾和胃，预后畅情志，调饮食，疗效甚佳。

邵铭教授在对胆系疾病的辨证论治中，提出"肝胆同司疏泄"，多因肝疏泄失常，胆汁郁阻化热所致，运用疏肝利胆之法，还提出肝体阴而用阳，长期慢性疾病会致使"肝体不足"和"肝用有余"，治疗上还可养阴柔肝。

陈兰玲教授则认为肝络瘀阻是本病的重要病机，重视活血化瘀，柔肝理气，兼以疏肝理气，选用经方血府逐瘀汤进行临证加减，疗效显著。

聂文山等用柴胡疏肝散加减治疗慢性胆囊炎。柴胡疏肝利胆解郁，枳壳下气宽中，消痞除胀，两药相合，一升一降，运转枢机；香附、川芎行气解郁止痛；陈皮辛温，辛行温通，加强香附、川芎的行气止痛作用；甘草合白芍缓急止痛，诸药合用共奏疏肝利胆、行气活血、和胃降逆之功。

第七章　胆囊切除术后综合征

一、生理及病理

　　胆囊切除术后综合征（PCS）是胆囊切除术后出现的与胆系病变有关的临床症候群，是胆囊切除术后复发或持续症状，主要临床表现为（右）上腹部疼痛不适、腹胀、食欲减退、恶心呕吐、腹泻或便秘等，甚至疼痛剧烈、或伴发热、黄疸、肝功能异常，常因进食油腻、过度劳累、情绪失常、饮酒等诱发。早期认为 PCS 是由于胆囊切除术后功能紊乱造成，但随着对该疾病的深入认识和影像学的不断发展，医者发现本病多由胆系外疾病、胆系疾病、手术并发症等原因引起。其中，常见的胆道外因素有慢性胰腺炎、胃十二指肠溃疡、慢性肝炎等；胆系疾病有胆管损伤、胆总管残余结石、胆囊管残留过长、胆囊管结石、Oddi 括约肌功能障碍、术后胆盐代谢异常等。此外，术后胆汁酸池、法尼醇 X 受体和细胞表面受体 BA-G 蛋白偶联受体传导通路的异常，成纤维细胞生长因子 19 和表面活性蛋白 D 减少，体内胃动素、缩胆囊素等胃肠激素的改变，以及与胆囊有关的各种生理反射、神经反射消失也可能诱发 PCS。

二、诊断及治疗

（一）临床诊断

1.临床表现

在胆囊切除术后，多于数周或数月后出现症状，主要表现有上腹部或右季肋部疼痛不适，常呈隐痛或钝痛、压迫感，其性质不同于术前的胆绞痛，可伴有消化不良、食欲缺乏、恶心、腹胀等，偶有胆管痉挛而呈绞痛发作。重者可由胆道感染向上扩散，出现寒战、高热、黄疸等。其中腹痛为典型症状之一，特点是反复发作的上腹部疼痛，多局限在中上腹或右上腹，疼痛发作次数不定，由每年发作数次至几乎每天发作，疼痛发作时可伴恶心、呕吐。其次是消化不良，本病患者常伴有胆汁排泄障碍，可出现食物消化不良症状，如腹胀、便秘等。

2.并发症

营养不良，本病迁延不愈严重影响消化系统功能，营养难以消化吸收；胆汁反流性胃炎，胆囊切除术后患者胆管压力相对增高，导致胆管向肠腔排放胆汁的冲击力增大，容易引起胃肠蠕动紊乱，十二指肠逆蠕动和幽门的异常开放使胆汁反流入胃腔，损伤胃黏膜；胆汁是细菌良好的培养基，本病可有胆汁瘀积、排泄障碍，易继发感染；心理障碍，患者可因做了胆囊切除而持续焦虑，加上症状反复，持久不适，可引发心理障碍。

3. 检查

实验室检查包括血常规、肝功能、血清酶谱、肿瘤标志物，对肝胆胰疾病有一定的诊断价值。影像学检查包括腹部超声、CT、消化道钡剂造影和内镜检查、超声内镜/内镜逆行胰胆管造影（ERCP）、经皮肝胆管造影（PCT）或磁共振胰胆管造影术（MRCP）等。

综合考虑，患者曾行胆囊切除术，有反复发作的右上腹疼痛，疼痛性质与术前相似，伴恶心、呕吐、上腹疼痛等，严重者可伴发热，甚至寒战、高热、黄疸。行 B 超、MRCP、CT 等，可见胆道有残余结石、残留过长的胆囊管、Oddi 括约肌狭窄等，排除其他相关疾病后即可诊断。

（二）西医治疗

PCS 的治疗目的是消除病因，通畅胆道引流，控制感染，单纯的对症治疗常得不到良好的结果。因此，PCS 的治疗应基于明确的诊断，主要包括非手术治疗和手术治疗。胆外疾病如反流性食管炎、胃炎、消化道溃疡、胰腺炎、冠心病或术后心理疾病、精神焦虑等，大多因术前未做考虑，术后进一步检查才明确诊断，这类 PCS 多采取针对原发病的非手术治疗。此外，清淡饮食、避免情绪紧张和激动并注意休息在 PCS 的治疗中也很重要。

对于表现为反复发作的胆绞痛，皮肤、巩膜黄染，胆红素和肝酶学指标升高，急性胆管炎发作，胆管损伤，残留胆囊管伴有结石或炎症，Oddi 括约肌狭窄的患者，经保守治疗无效时可采取手术治疗。

随着内镜技术的成熟发展，因其具有创伤小、恢复快、效果稳定的特点，更多的外科医生倾向选择微创的方式。ERCP 是最常应用的方法，因其同时具备诊断和治疗的作用。

对于残余胆囊管结石或 Mirizzi 综合征引起的 PCS，可采取内镜下取石治疗。在某些情况下，为防止未来发展为 PCS，手术切除残余胆囊管可能是必要的。

三、裴正学教授思维方法

从西医角度而言，裴正学教授认为本病病因为继发性胆道感染所致，具体包括：①胆囊术后残端炎症，胆囊切除术后残留的胆囊管形成小胆囊，加之术后 T 形管引流不畅，感染导致炎症发作。裴正学教授常说："此类患者就像茄子摘了，但茄子的把仍然存在，一遇到风吹草动就会感染腹痛"；②胆囊周围软组织炎症，由于胆囊残端出现炎症，使 Oddi 括约肌痉挛，胆管扩张，周围软组织产生炎症，波及十二指肠、胃、胰腺等，引起一系列连锁反应，主要表现为左上腹部疼痛引起后背部胀痛、口干口苦、反复发作等；③胆汁反流性胃炎，系胆囊切除术后胆管感染，促使胆管逆蠕动，使感染的胆汁倒流入胃，胆酸破坏胃黏膜屏障，导致胃黏膜出现充血、水肿、糜烂等病理表现。临床以上腹灼痛、口干口苦、呕吐胆汁、嗳气泛酸为特征；④慢性胃炎、胃肠综合征，胆囊切除术后胃肠症状多表现为腹痛腹胀，善叹息易怒，嗳气频频，乏力气短，食欲不振，厌油腻恶心，大便稀溏等，是中医典型的肝木克土表现；⑤慢性胰腺炎，胆囊切除术后并发胰腺炎，称为胆胰合症，有部分患者合并有慢性胃炎，裴正学教授称为上腹三炎。

裴正学教授认为本病属于中医学"胁痛""胃脘痛"等范畴，其病机与肝气郁结，胆失疏泄、肝胃不和、脾虚不运、湿热内蕴等有关。因手术伤及肝胆，驱邪未尽，加之术后生活失节而诱发，故病位在肝、胆，涉及脾胃、胰腺及胃肠。在治疗方面以疏肝健脾，和胃止痛，活血化瘀，清热解毒，通腑泄热为治则。治疗本病的基础方为胆胰合症方，在此基础上常与香砂六君子汤、柴胡疏肝散、半夏泻心汤、逍遥散、越鞠丸、血府逐瘀汤、小柴胡汤、五味消毒饮加减治疗，肠粘连、肠梗阻以乌铃郁云合剂加减（裴教授经验方，药物组成：乌药10g，金铃子20g，郁金10g，肉苁蓉10g，延胡索12g，大黄10g，姜黄10g，木香6g，檀香3g，沉香3g，陈皮6g，当归10g）。同时配合术后合理的饮食调理，建议疾病发作期间禁食肉、蛋、奶类食物。

四、中医辨证分型及方药

1. 肝胃不和证

证见：胃脘胀痛向右上腹部放射，痛引肩背，嗳气泛酸，纳差乏力，心烦易怒，恶心呕吐，口苦目眩，舌红苔薄黄，脉弦或弦数。

治则：疏肝和胃，降逆止呕。

方药：胆胰合症方加减：柴胡10g，枳实10g，白芍10g，甘草6g，大黄6g，黄连6g，黄芩10g，丹参10g，木香6g，草豆蔻 10g，香附 6g，川芎 6g，蒲公英 15g，败酱草 15g，干姜 10g，延胡索 10g，生龙骨 15g，生牡蛎 15g，乌贼骨 15g，瓦楞子 15g，白矾 2g。

2. 胆腑郁热证

证见：胃脘隐痛，痛连胁下，后背胀痛，心下痞硬，口苦口干，食欲缺乏，乏力，大便稀溏，舌质淡红，舌体胖大有齿痕，舌苔薄黄，脉弦细。

治则：益气健脾，和胃消痞。

方药：香砂六君子汤、半夏泻心汤、四逆散加减：木香 6g，砂仁 3g，茯苓 10g，半夏 6g，陈皮 6g，甘草 6g，大枣 4 枚，炒白术 10g，党参 15g，黄芩 10g，黄连 6g，干姜 6g，柴胡 10g，枳实 10g，白芍 10g，生龙骨 15g，生牡蛎 15g，乌贼骨 15g，丹参 10g，草豆蔻 6g。

3. 气滞血瘀证

证见：右上腹部刺痛，疼痛向两胁放射，疼痛拒按，舌质暗红或紫暗，或有瘀斑，脉弦数。

治则：活血化瘀，通络止痛。

方药：膈下逐瘀汤加减：桃仁 10g，红花 6g，当归 10g，白芍 10g，川芎 10g，五灵脂 10g，丹皮 6g，赤芍 10g，乌药 6g，延胡索 10g，香附 6g，枳壳 10g。

4. 肝郁脾虚证

证见：右胁胀闷不适，情绪差，善叹息易怒，嗳气频频，乏力气短，头晕头昏，食欲缺乏，厌油腻，大便稀溏，舌质红，苔薄白，脉弦细。

治则：疏肝理气，健脾和胃。

方药：逍遥散，越鞠丸加减：当归 10g，白芍 10g，柴胡 10g，白术 10g，茯苓 10g，甘草 6g，香附 6g，枳壳 10g，川芎 6g，苍术 10g，神曲 10g，山栀子 10g，鸡内金 10g，半夏 6g。

五、裴正学教授用方解析

裴正学教授治疗本病之基础方为胆胰合症方（柴胡 10g，枳实 10g，白芍 10g，甘草 6g，大黄 6g，黄连 6g，黄芩 10g，丹参 10g，木香 6g，草豆蔻 10g，元胡 10g，川楝子 10g，制乳香 10g，制没药 10g，香附 6g，川芎 6g，蒲公英 15g，败酱草 15g，干姜 10g），方中柴胡、枳实、白芍、甘草为四逆散，透邪解郁，疏肝理脾；川芎活血行气，香附理气止痛；大黄、黄芩、黄连为泻心汤，唐宗海《血证论》云："方名泻心，实则泻胃，泻心即是泻火，泻火即是止血。"丹参、木香、草豆蔻为小丹参饮，行气止痛；延胡索、川楝子、乳香、制没药活血化瘀，行气止痛；干姜温阳散寒止痛；蒲公英、败酱草清热解毒，共奏疏肝和胃，活血化瘀，清热解毒之效。胆囊术后正虚邪恋，肝郁脾虚，以小柴胡汤、香砂六君子汤、半夏泻心汤善后。若口苦咽干目眩，默默不欲饮食，属少阳枢机不利，脾运不健，以小柴胡汤、橘皮竹茹汤加减；泛酸烧心者，加香附、延胡索、煅瓦楞子、白矾制酸止痛；胁下疼痛有肿块者，加三棱、莪术活血化瘀，散结止痛；腹胀加白术、大腹皮理气健脾；有结石者可加金钱草、海金沙、鸡内金、虎杖、半枝莲；大便稀溏加附子；食欲缺乏、消化不良加消食导滞之品焦三仙、鸡内金、炒莱菔子、生大黄等；呃逆打嗝加旋覆花、代赭石降逆止呕。

六、裴正学教授临床病案举例

例1：李某，男，35岁。主诉：右上腹胀痛1周。患者于半年前在某医院行胆囊切除术，术后自感乏力，恶心腹胀，口苦口干，右上腹部胀痛向后背放射，小便黄溺，1周前因进油腻饮食上述症状加重。查体肝、脾无异常，巩膜无黄染。舌质红，苔黄腻，脉弦滑。肝功ALT 60mmol/L、AST 80mmol/L。腹部B超提示：胆总管结石。

【西医诊断】胆囊切除术后综合征。

【中医辨证】肝郁脾虚，偏于湿热蕴结。

【治则】疏肝理气，清热利湿。

【方药】胆胰合症方加减：柴胡10g，枳实10g，白芍10g，甘草6g，川芎6g，香附6g，丹参20g，木香6g，草豆蔻6g，大黄6g，黄连6g，延胡索10g，川楝子20g，制乳香6g，制没药6g，金银花15g，海金沙10g，金钱草15g。水煎服，一日1剂，共14剂，口服。服药期间忌食肉、蛋、奶。

二诊：服药后口苦腹胀、乏力均有好转，舌苔白，脉弦滑。湿热已去，肝郁脾虚，上方去金银花、海金沙、金钱草，加半夏、陈皮、白术、茯苓各10g，坚持服药3月余，诸证均明显好转。

例2：谢某，男，48岁。主诉：胆囊切除术后2年，右上腹胀痛伴恶心口苦1月。患者2年前因胆囊炎、胆结石行胆囊切除术，术后每于饮食油腻或劳累时出现右上腹胀痛不适，经对症治疗可适当缓解。1月前因饮食不慎上述症状再次发作，现右上腹胀痛，向后背放射，食欲缺乏，恶心，口苦，泛酸，乏力消瘦，舌质暗红，苔黄厚腻，脉弦细。既往有乙型病毒性肝炎病史。B超提示：肝脾未见异常，胆囊缺如。

【西医诊断】胆囊切除术后综合征，乙型病毒性肝炎。

【中医辨证】肝胃不和，气滞血瘀。

【治则】疏肝理气，活血化瘀。

【方药】胆胰合症方加减：柴胡10g，枳实10g，白芍10g，甘草6g，木香6g，丹参10g，草豆蔻6g，大黄6g，黄连6g，黄芩6g，延胡索10g，川楝子20g，制乳香g，制没药6g，干姜6g，蒲公英15g，瓦楞子15g，乌贼骨15g，白矾2g。水煎服，一日1剂，共30剂。配合服用拉米夫定抗病毒治疗。

二诊：2月后患者上腹部胀痛明显好转，口苦泛酸减轻，舌苔薄白，脉弦滑。以胆胰合症方合强肝汤治疗：柴胡10g，枳实10g，白芍10g，甘草6g，当归10g，白芍10g，黄精20g，黄芪30g，郁金10g，党参15g，泽泻10g，甘草6g，山楂10g，丹参30g，秦艽10g，神曲10g，板蓝根10g，茵陈20g。上方坚持服用1年以上，精神食欲俱佳，无明显不适，继以此方加减服用以巩固疗效。

例3：仁某，女，65岁。主诉：间歇性右上腹疼痛1年，加重伴恶心呕吐2d。患者1年前因急性胆囊炎、胆结石在某医院行胆囊切除术，术后恢复正常出院。患者出院后未能很好地控制饮食，常食用火锅、肉类，导致间歇性上腹部隐痛，恶心呕吐发生，服消炎利胆片、阿莫西林胶囊等药，病情时好时坏。2d 前患者食用馄饨后夜间出现右上腹部隐痛，恶心呕吐 3 次，后背胀痛，心下痞满，口苦口干，疲乏无力，食欲缺乏，大便稀溏，舌质淡红，舌体胖大有齿痕，舌苔薄黄，脉弦细。B 超检查，胆囊缺如，肝脾正常。白细胞 $12.8 \times 10^9/L$，中性粒细胞 80%，此患者源于慢性胆囊炎胆石症切除术后，久病体虚，气血不足，加之饮食失节，劳累而诱发。

【西医诊断】胆囊切除术后综合征。

【中医辨证】脾胃气虚，肝气郁结。

【治则】益气健脾，疏肝和胃。

【方药】香砂六君子汤、半夏泻心汤、四逆散加减：木香 6g，砂仁 3g，茯苓 10g，半夏 6g，陈皮 6g，甘草 6g，大枣 4 枚，炒白术 10g，党参 15g，黄芩 10g，黄连 6g，干姜 6g，柴胡 10g，枳实 10g，白芍 10g，生龙骨 15g，生牡蛎 15g，乌贼骨 15g，丹参 10g，草豆蔻 6g，延胡索 10g，川楝子 20g。水煎服，两日 1 剂，共 14 剂，口服。服药期间忌油腻生冷饮食。

二诊：患者服药后恶心呕吐、口干口苦好转，腹痛减轻，大便软，舌质红，苔薄白，脉弦细。证属肝郁脾虚，以柴胡疏肝散、小柴胡汤、香砂六君子汤加减：柴胡 10g，枳实 10g，白芍 10g，甘草 6g，木香 6g，丹参 10g，草豆蔻 6g，陈皮 6g，川芎 6g，半夏 6g，黄芩 10g，党参 15g，大枣 4 枚，炒白术 10g，茯苓 10g，延胡索 10g，川楝子 20g。水煎服，一日 1 剂，共 30 剂，口服。

三诊:患者服二诊方1月余后病情明显好转,无明显不适,精神食纳俱佳,效不更方,上方中加入焦三仙、鸡内金、炒莱菔子各10g,生大黄3g,再服用20剂。诸证痊愈,后以三诊方剂量不变取5剂,制为丸药巩固疗效。

例4:陈某,男,49岁。主诉:反复发作右上腹疼痛10年。患者于10年前因胆结石行胆囊切术手术治疗,术后每因饮食不规律、嗜食油腻后出现腹部疼痛,干呕欲吐,腹泻,黏液便。经药物对症治疗可缓解,此次因进食油腻后再次发作,患者右上腹疼痛向后背部放射,疲乏无力,食欲不振,腹胀,口干口苦,腰酸背痛,下肢酸软无力,舌质暗红边有瘀斑,苔黄腻,脉弦数。B超提示:肝内胆管结石,胆囊缺如。

【西医诊断】胆囊切除术后综合征,复发性肝内胆管结石。

【中医辨证】瘀血内阻,肝脾不和。

【治则】活血化瘀,通络止痛,通腑泻火,导滞下行。

【方药】膈下逐瘀汤、大承气汤加减:桃仁10g,红花6g,当归10g,白芍10g,川芎10g,五灵脂10g,丹皮6g,赤芍10g,乌药6g,延胡索10g,香附6g,枳壳10g,大黄10g(后下),芒硝10g(冲化),厚朴10g。水煎服,一日1剂,共7剂,口服。

二诊:患者服药后大便通畅,腹胀背痛减轻,舌质红,苔薄黄,脉弦滑。上方去芒硝,加川楝子20g,三棱10g,莪术10g,活血化瘀,散结止痛。

三诊:服药后腹部疼痛明显好转,仍有乏力,面色白,舌质红,苔薄白,脉弦滑。拟方以胆胰合症方、香砂六君子汤加减：柴胡 10g，枳实 10g，白芍 10g，甘草 6g，木香 6g，丹参 10g，草豆蔻 6g，大黄 6g，黄连 6g，黄芩 6g，延胡索 10g，川楝子 20g，制乳香 g，制没药 6g，干姜 6g，党参 15g，白术 10g，茯苓 10g，陈皮 6g，三棱 10g，莪术 10g。水煎服，一日 1 剂。共 14 剂，口服。此次服药后患者诸症状消失，精神食纳俱佳，治疗效果佳。嘱以香砂六君丸长期服用，巩固疗效。

七、古今各家学说荟萃

古代并无本病之手术治疗，故缺乏既往资料记载。

现代中医学家对本病的认识观点不一：

PCS 是胆囊切除术后出现一系列症候群的概括，临床症状多种，在祖国医学中无特定病名，根据其症状表现，现代中医学家们将其归属为"痞满""腹痛""胁痛""黄疸""泄泻"等范畴。

顾勤认为，胆囊切除后，胆囊的功能缺失，术后饮食不节、劳倦醉饮、情志不畅等因素均可诱发本病，病位主要在肝胆，与脾胃相关，病机为肝胆疏泄失常，脾胃升降失调。

尹哲等总结出本病的分型为肝郁气滞、气滞血瘀、肝胆湿热、脾胃亏虚、脉络失养五个证型。

吴洋洋等临床运用柴胡疏肝散加减（金钱草、柴胡、黄芩、焦山栀、党参、茯苓、白术、半夏等）治疗 PCS，临床疗效显著。

黄雅慧教授根据本病主要的肝郁脾虚型，运用小柴胡汤、平胃散加减治疗本病，疗效颇佳。

刘国安教授选用自拟疏肝利胆汤辅以健脾、活血等药物治疗 PCS，临床疗效显著。

周继自拟疏肝理气汤（柴胡、香附、川芎、枳壳、桔梗、陈皮、山药等）与口服消炎利胆片的对照组相比，治疗组疗效显著且对患者的负面情绪有明显的调整作用。

徐学义教授自拟方药，以竹叶、柴胡、黄芩、白术、白芍、川楝子、枳壳、川芎、虎杖、合欢皮、干姜、山楂、甘草为基本方，临证加减，取得较好的疗效。

沈学香自拟胆囊术后方，以柴胡、香附、枳壳、苏叶、丹参、金钱草、赤芍、金银花、蒲公英、紫花地丁、炒麦芽为基础方治疗该病，疗效明显优于西医常规药物治疗。

第八章　急、慢性胰腺炎

一、解剖生理及病理

胰腺位于腹膜后间隙，呈长条状，质地柔软，呈灰红或淡红色，可分为头、体、尾三部。胰头膨大位于右侧，被十二指肠环抱，胰腺管的末端穿入十二指肠壁，会合胆总管，开口于十二指肠乳头。胰腺是人体第二大腺体，其生理功能分为外分泌腺和内分泌腺两部分。外分泌腺由腺泡（腺细胞）和腺管组成，腺泡分泌胰液，腺管是胰液排出的通道，胰液经各级导管，流入胰腺管，胰腺管与胆总管共同开口于十二指肠，胰液通过胰腺管排入十二指肠。胰腺的内分泌腺来源于胰岛，胰岛包含多种内分泌细胞，分泌不同的内分泌激素，胰岛细胞发生病变时，出现相应的内分泌失调症状。

急性胰腺炎是由于被激活的胰酶对胰腺及其周围组织自身消化而引起的急性化学性炎症，是常见的急腹症。其主要病理表现是胰腺充血、水肿甚至出血、坏死等变化。其分为急性水肿型和急性出血坏死型两种，前者较平稳、死亡率低，后者多凶险、并发症多（休克、腹膜炎、败血症等），可累及全身各系统、器官，死亡率高，甚至可在发病数小时死亡。

慢性胰腺炎是胰腺组织结构和／或功能出现不可逆的持续性损害。结构异常包括慢性炎症、腺泡萎缩、胰管变形、部分或广泛纤维化、钙化、假性囊肿形成；功能异常以胰腺外分泌功能障碍造成吸收不良、内分泌功能障碍造成糖尿病为突出临床表现。形态学上，本病的特征为外分泌实质的局灶性、节段性或弥漫性的结构破坏或永久性丧失，以及腺体的纤维化。这些改变可能合并有胰管的节段性狭窄、扩张及胰管内蛋白栓或结石形成。

二、诊断及治疗

（一）临床诊断

1. 急性胰腺炎诊断标准

急性胰腺炎（AP）是胰腺的急性炎症过程，在不同病理阶段，可不同程度地波及邻近组织和其他脏器系统。主要临床表现通常呈急性起病，表现为上腹疼痛，伴有不同程度的腹膜炎体征。常有恶心、呕吐、腹胀、发热、心率加快、血白细胞计数上升、血或尿淀粉酶升高。病理上病变程度不等，从显微镜下所见的间质水肿和脂肪坏死，到肉眼可见的胰腺实质或胰周坏死和出血。

我国急性胰腺炎诊治指南：

（1）AP

临床上表现为急性、持续性腹痛（偶无腹痛），血清淀粉酶活性增高≥正常值上限3倍，影像学提示胰腺有或无形态改变，排除其他疾病者。可有或无其他器官功能障碍。少数病例血清淀粉酶活性正常或轻度增高。

（2）轻症 AP（MAP）

具备 AP 的临床表现和生化改变，而无器官功能障碍或局部并发症，对液体补充治疗反应良好。Ranson 评分＜3 项，或 APACHE-II 评分＜8，或 CT 分级为 A、B、C。

（3）重症 AP（SAP）

具备 AP 的临床表现和生化改变，且具有下列之一者：局部并发症（胰腺坏死、假性囊肿、胰腺脓肿）；器官衰竭；Ranson 指标≥3 项；APACHE-II 评分≥8；CT 分级为 D、E。

2. 慢性胰腺炎诊断标准

（1）临床症状

①腹痛为最常见症状，位于上腹部或脐周，呈间歇性或持续性，饮酒和进食可诱发或加重，常于夜间痛醒，俯卧或坐位时疼痛减轻，一般止痛药无效；②胰腺内、外分泌功能障碍，患者食欲减退、厌食油腻、体重减轻和脂肪泻，并可出现糖尿病；③本病可并发胰腺假性囊肿、胰腺钙化及结石；④体检可有上腹部压痛，腹肌紧张，或可扪及包块。

（2）病理学检查

在 B 超或 CT 的导引下，用细针穿刺胰腺吸取细胞涂片，有助诊断。胰管镜可进行活检，并能明确病变位置，对不明原因的胰腺损害有鉴别诊断价值。

（3）胰腺的影像诊断

腹部 X 线平片可发现胰管结石、胰腺钙化。ERCP 可显示腺管形态异常。CT检查对胰腺萎缩或有囊肿时阳性率较高。B超显像检查可见胰腺形态不规则，有局限性结节，有时可见扩张，有胰管内强光点或团，后有声影，表示有胰石症。

（4）实验室检查

胰腺外分泌功能测定：包括胰泌素试验、胰泌素—胰酶素（P-S）试验、BT-PABA试验、Lundh试验等，均可有异常发现。

其中第（3）项为诊断所必须，第（2）项阳性可确诊,（1）+（2）可基本确诊，（1）+（4）为疑似患者。

（二）西医治疗

1. 急性胰腺炎的治疗

急性胰腺炎（AP）的治疗以禁食、抑酸、抑酶及补液治疗为主，补液只要补充每天的生理需要量即可，一般不需要进行肠内营养。对于MSAP及SAP需要采取器官功能维护、应用抑制胰腺外分泌和胰酶的抑制剂、早期肠内营养、合理使用抗菌药物、处理局部及全身并发症、镇痛等措施。

（1）器官功能的维护

主要针对伴有器官功能衰竭的SAP，要采取积极的救治措施，包括：①早期液体复苏；②呼吸机辅助通气，持续性肾脏替代治疗（CRRT）；③其他器官功能的支持等。

（2）抑制胰腺外分泌和胰酶抑制剂的应用

生长抑素及其类似物（奥曲肽）可以通过直接抑制胰腺外分泌而发挥作用。PPI可通过抑制胃酸分泌而间接抑制胰腺分泌，还可以预防应激性溃疡的发生。蛋白酶抑制剂（乌司他丁、加贝酯）能够广泛抑制与 AP 进展有关的胰蛋白酶、糜蛋白酶、弹性蛋白酶、磷脂酶 A 等的释放和活性，主张早期足量应用。

（3）营养支持

既往认为 AP 需要禁食，避免刺激胰液分泌，让胰腺休息。

（4）抗菌药物应用

预防性抗菌药物应用一直存在争议，若有胰腺外感染，如胆管炎、肺炎、尿路感染、菌血症、导管相关性感染，应根据血培养或其他病原学证据选择抗菌药物。

（5）益生菌应用

益生菌可调节肠道免疫和纠正肠道内菌群失调，从而重建肠道微生态平衡。

（6）胆源性胰腺炎的内镜治疗

导管内超声检查（IDUS）可发现胆道造影和 MRCP 遗漏的胆管小结石或泥沙样结石。伴有胆总管结石嵌顿且有急性胆管炎的急性胆源性胰腺炎（ABP），推荐在入院 24h 内施行 ERCP 术。

（7）外科手术治疗

内镜下清创可使 90% 的坏死性 AP 得到完全缓解，是目前推荐的治疗 AP 合并感染性胰腺坏死的可选方法。

2. 慢性胰腺炎的治疗

（1）内科治疗

①病因治疗：去除原发病因是治疗慢性胰腺炎的基础；②胰腺功能不全治疗合并糖尿病者应用胰岛素；严重营养不

良者考虑静脉营养；胰腺外分泌功能不全造成脂肪泻要用足量胰酶制剂替代治疗等；③腹痛治疗：及时有效地缓解或减轻腹痛是慢性胰腺炎治疗中的重要部分；④内镜下治疗，包括支架植入术、胰管括约肌或胆管括约肌切开术、胰管或胆管取石术等。

（2）外科治疗

指征为：①止痛剂不能缓解的严重腹痛；②可能合并胰腺癌；③胰腺假性囊肿形成或出现脓肿；④胰腺肿大压迫胆总管发生阻塞性黄疸；⑤脾静脉血栓形成和门脉高压症引起出血。

三、裴正学教授思维方法

裴正学教授认为，急性胰腺炎发病急骤，病情发展迅速，来势凶险，变证多端，一经明确诊断，西医及时抢救治疗，不得延误，配合中医药治疗可望获愈。裴正学教授认为本病属中医之"胁痛""胆胀""黄疸""结胸发黄"等范畴。暴饮暴食、嗜酒、饮食不洁、蛔虫内生，均可扰乱气机，影响肝、脾、胆、胃的生理功能而引起急性胰腺炎。其病位在脾、胰腺，与心、肝胆、胃肠有关，辨证实证居多。治疗上擅长使用经方，《伤寒论·辨太阳病脉证并治下》"从心下至少腹，硬满而痛不可近者，大陷胸汤主之。"大陷胸汤乃治疗水热互结之结胸主方，由大黄、芒硝、甘遂组成，功擅峻下逐水。《金匮要略·腹满寒疝宿食病脉证并治第十》"按之心下满痛者，此为实也，当下之，宜大承气汤。""满、痛、实"乃大承气汤之适应证。

说明此病邪热炽盛，燥屎内结，腑气不通，应以攻下为主要治法。"小结胸，正在心下，按之则痛，脉浮滑者，小陷胸汤主之。""正在心下，按之则痛"说明小结胸之症状与慢性胰腺炎症状相吻合。小陷胸汤有黄连、半夏、瓜蒌三药组成，用于痰热互结之小结胸证，完全适应胰腺炎的临床治疗。

慢性胰腺炎多由慢性胆囊炎、慢性胃炎演变而来，中医无慢性胰腺炎病名，该病属于中医学之"胁痛""胃脘痛""泄泻""脏结"等范畴。本病病因主要有饮食不节、情志郁结、脾胃虚弱、蛔虫内扰等。本病病位在胰，与脾、胃、肝、胆、大小肠脏腑功能失调有关。主要病机为脾胃虚弱，气滞血瘀，肝胃不和，湿热蕴结，肝肾阴虚，其中脾胃虚弱、肝肾阴虚为虚证，气滞血瘀、肝胃不和、湿热蕴结为实证，本虚而标实，虚实相兼为其病机特点。治疗上以健脾和胃，兼行气活血为主，治疗之基础方以裴正学教授自拟胆胰合症方为主。

四、中医辨证分型及方药

1.急性胰腺炎辨证分型

（1）肝郁气滞证

证见：左上腹及两胁持续性疼痛，或阵发性加剧，痛引肩背，恶心呕吐，大便干结，发热，舌质红，苔薄白，或薄黄，脉弦紧或滑数。（本型病理相当于水肿型急性胰腺炎）

治则：疏肝理气，清热通便。

方药：胆胰合症方加减：柴胡10g，枳实10g，白芍10g，甘草6g，川芎6g，香附6g，丹参20g，木香6g，草豆蔻6g，大黄 6g，黄芩 10g，黄连 6g，延胡索 10g，川楝子 20g，制乳香 6g，制没药 6g，干姜 6g，蒲公英 15g，败酱草 15g，芒硝 10g（冲化）。

（2）脾胃湿热，肝郁化火证

证见：左上腹部胀痛或两胁胀痛，拒按，有压痛，厌油腻饮食，口苦口干，口中黏腻，恶心呕吐，身热不扬，身目俱黄，小便短赤，大便干结，舌质红绛，苔黄腻，脉滑数。（本型相当于胆囊炎、胆石症及胆道梗阻的急性胰腺炎）

治则：清热除湿，疏肝利胆。

方药：胆胰合症方、茵陈蒿汤加减：柴胡 10g，枳实 10g，白芍 10g，甘草 6g，丹参 20g，木香 6g，草豆蔻 6g，大黄 10～20g（后下），黄芩 10g，黄连 6g，延胡索 10g，川楝子 20g，制乳香 6g，制没药 6g，干姜 6g，蒲公英 15g，败酱草 15g，芒硝 10g（冲化），茵陈 20g，栀子 10g。

（3）肝胆湿热证

证见：两胁胀痛，拒按，发热，目赤身黄，胸闷纳呆，恶心呕吐，口苦咽干，溲赤便秘，舌质红，苔黄腻，脉滑数。（此型相当于胆道感染、胆石症引起的胰腺炎）

治则：清热利湿，利胆排石。

方药：胆胰合症方、龙胆泻肝汤加减：柴胡 10g，枳实 10g，白芍 10g，甘草 6g，丹参 20g，木香 6g，草豆蔻 6g，大黄 10g（后下），黄芩 10g，黄连 6g，延胡索 10g，川楝子 20g，制乳香 6g，制没药 6g，干姜 6g，蒲公英 15g，败酱草 15g，芒硝 10g（冲化），茵陈 20g，栀子 10g，龙胆草 10g，车前子 10g，泽泻 10g，金钱草 10g，海金沙 10g。

（4）蛔虫上扰肝胆证

证见：突然发病，上腹持续性疼痛伴阵发性钻顶样绞痛，痛引肩背，痛时汗出肢冷，痛后如常人，上腹部软，有轻度压痛和反跳痛，舌质红，舌苔薄白，或微黄，脉弦紧。（相当于胆道蛔虫病并发急性胰腺炎）

治则：疏肝解郁，驱虫利湿。

方药：四逆散、乌梅丸加减：柴胡 10g，枳实 10g，白芍 10g，甘草 6g，乌梅 6g，半夏 6g，黄芩 10g，黄连 6g，当归 10g，川椒 6g，槟榔 10g，使君子 15g，苦楝皮 15g。

2. 慢性胰腺炎辨证分型

（1）气滞血瘀证

证见：突然脘腹胀满疼痛，向左胁下及后背部放射，痛如刀割，有时针刺样疼痛，伴有恶心呕吐，嗳气泛酸，烦躁易怒，或郁郁寡欢，食欲缺乏，舌质暗红，或有瘀斑，舌苔薄白，脉弦紧。

治则：疏肝理气，活血止痛。

方药：胆胰合症方加减：柴胡 10g，枳实 10g，白芍 10g，甘草 6g，丹参 20g，木香 6g，草豆蔻 6g，大黄 10g（后下），黄芩 10g，黄连 6g，延胡索 10g，川楝子 20g，制乳香 6g，制没药 6g，干姜 6g，蒲公英 15g，败酱草 15g，川芎 10g，香附 6g，桃仁 10g，红花 6g。

（2）脾胃虚弱、饮食积滞

证见：脘腹隐痛或胀痛，喜按或拒按，食后胀痛加重。

倦怠乏力，食欲缺乏，脘腹胀闷不舒，稍进油腻饮食，则大便次数增多，一日数次。舌质淡红，苔薄白或厚腻，脉弦细。

治则：益气健脾，和胃消积。

方药：香砂六君子汤和保和丸加减：木香6g，砂仁3g，茯苓10g，半夏6g，陈皮6g，甘草6g，大枣4枚，炒白术10g，党参15g，焦三仙各10g，鸡内金10g，莱菔子10g，生大黄3g，连翘15g，厚朴10g。

（3）湿热郁结证

证见：脘腹胀满，疼痛拒按，疼痛剧烈连及两胁，恶心呕吐，嗳气，口干口苦，大便秘结，舌质红，苔黄腻，脉弦滑数。

治则：通里攻下，清热泻火。

方药：胆胰合症方、大承气汤加减：柴胡10g，枳实10g，白芍10g，甘草6g，丹参20g，木香6g，草豆蔻6g，大黄10g（后下），黄芩10g，黄连6g，延胡索10g，川楝子20g，制乳香6g，制没药6g，干姜6g，蒲公英15g，败酱草15g，川芎10g，香附6g，金银花15g，连翘15g，厚朴10g，芒硝10g（冲化）。

（4）阴虚热瘀证

证见：左上腹隐隐作痛，口干口渴，消瘦乏力，五心烦热，腰膝酸软，耳鸣盗汗，有饥饿感，小便频数而混浊。舌红少苔，脉弦细。

治则：滋阴清热，活血化瘀。

方药：乙癸同源饮、玉液汤加减：北沙参15g，麦冬10g，玉竹10g，当归10g，枸杞10g，川楝子20g，生地黄12g，何首乌10g，鳖甲15g，牡蛎15g，红花6g，五味子3g，知母 20g，鸡内金 10g，天花粉 20g，黄芪 15g，山药 10g，葛根 20g。

五、裴正学教授用方解析

急、慢性胰腺炎之基础方为胆胰合症方：方中柴胡、枳实、白芍、甘草、川芎、香附疏肝理气，意在扩张胆管、胰管使之引流通畅；枳实、香附、木香三药主要为行气开郁，可以扩张 Oddi 括约肌，有利于结石、炎症之消散；蒲公英、败酱草清热解毒，具有抑制感染之效；大黄、黄芩、黄连为三黄泻心汤，泻火通下，寓消炎抑菌之意，亦有促进胃肠蠕动、扩张胆管及胰管之功；延胡索、川楝子、制乳香、制没药行气活血止痛，改善胰腺局部血液循环，有利于炎症之吸收；干姜温阳散寒止痛，且止泻；丹参、木香、草豆蔻为小丹参饮，行气止呕而健脾胃。

裴正学教授认为，急性胰腺炎是临床上常见的急腹症之一，本病急则治标显得尤为重要，通腑泻下、釜底抽薪以缓解急腹症，胆胰合症方中重用大黄 20 ～ 30g，加厚朴、芒硝、枳实，形成大承气汤，痞满燥实，诸证得以消除，疼痛缓解，炎症减轻，胰腺、胆囊、胃肠供血得到改善，防止了出血坏死的并发症。慢性胰腺炎大多数患者伴慢性胃炎、慢性胆囊炎病史，且他认为胰、胆、胃同病几乎占慢性胰腺炎患者的80%，胰、胆、胃同病是裴正学教授提出的治疗慢性胰腺炎、慢性胆囊炎、慢性胃炎的重要学术思想，他认为大多数慢性胰腺炎患者可见胆囊、胆管之结石或炎症，目前应用胆胰合症方治愈慢性胰腺炎、胆囊炎、慢性胃炎无数，是目前治疗胆胰病之专方。

用药加减：大便不通加厚朴、芒硝；恶心呕吐加橘皮、竹茹、半夏、生姜；疼痛较重加五灵脂、蒲黄；食积内停，呕吐酸腐加焦三仙、鸡内金、莱菔子；黄疸加茵陈、栀子、生大黄；腹泻稀水样便加炒薏苡仁、炒山药；腹痛隐隐，喜热怕凉，大便溏薄，加炮附片、干姜、川椒；气虚乏力，倦怠少气懒言者，加黄芪补气健脾；兼有胆囊炎、胆结石者加入金钱草、海金沙、乌梅、威灵仙、女贞子化石排石；胰腺假性黏液性囊肿加三棱、莪术、海藻、昆布、鳖甲软坚散结；胃脘胀痛加生龙骨、生牡蛎、乌贼骨制酸止痛；合并脂肪泻，加逍遥散；术后腰背剧烈疼痛，且向颈部放射者，加入汉三七、土鳖虫、泽兰、水蛭，或者膈下逐瘀汤。

六、裴正学教授临床病案举例

例1：杨某，女，55岁。主诉：上腹疼痛2d伴恶心呕吐2次。患者于2d前因进食烧烤，当天晚上出现左上腹部疼痛向腰背部放射，恶心呕吐1次，呕吐胃内容物，发热体温38℃，出冷汗，全身酸困，四肢无力，当地医院诊断为"急性胃肠型感冒"，给予藿香正气口服液、吗丁啉、消食片等药，治疗后症状有所减轻。第二天晚间再次出现发热，体温39℃，恶心呕吐1次，左上腹部针刺样剧烈疼痛，进行性加剧，出冷汗，服用止痛消炎药症状不能减轻，急送医院急诊科救治。查体：急性痛苦面容，左上腹压痛阳性，腹肌紧张，反跳痛明显。

血常规白细胞 $15.6 \times 10^9/L$，中性粒细胞 80%，淋巴细胞 20%，血红蛋白 128g/L，血小板 $155 \times 10^9/L$。B 超、CT 均诊断为急性胰腺炎（胰头水肿）。血淀粉酶 735U/L，尿淀粉酶 72U/L，乳酸脱氢酶 281.60mol/L，碱性磷酸酶 426.50mol/L，CK- 同工酶 47.50mol/L。刻下症：左上腹针刺样剧烈疼痛，向后背部、腰部放射，腹痛拒按，出冷汗，恶心呕吐频繁，口干口苦，体温 38℃，小便黄赤，大便干结，舌质红，苔黄厚腻，脉弦滑数。

【西医诊断】急性水肿型胰腺炎。

【中医辨证】脾胃湿热，肝郁化火。

【治则】清热除湿，疏肝利胆。

【方药】胆胰合症方、大承气汤、五味消毒饮加减：柴胡 10g，枳实 10g，白芍 10g，甘草 6g，丹参 20g，木香 6g，草豆蔻 6g，大黄 10g（后下），黄芩 10g，黄连 6g，延胡索 10g，川楝子 20g，制乳香 6g，制没药 6g，干姜 6g，蒲公英 15g，败酱草 15g，川芎 10g，香附 6g，芒硝 10g（冲化），厚朴 10g，金银花 10g，栀子 10g，连翘 15g。水煎服，两日 1 剂，共 2 剂，口服。

同时，西医给予解痉、止痛、扩容对症治疗。

二诊：服药后左上腹疼痛减轻，恶心呕吐好转，大便通畅，再未发热。仍食欲缺乏，疲乏无力，舌质红，苔薄黄，脉弦滑。上方去芒硝，加焦三仙各 10g，鸡内金 10g 消食化积。继续服用 7 剂。

三诊：上腹部疼痛好转，精神食纳正常，二便自调，舌质红，苔薄白，脉弦滑。脾胃湿热之邪已去，后期以健脾疏肝治疗。上方去蒲公英、败酱草，加香砂六君子汤加减：柴胡10g，枳实10g，白芍10g，甘草6g，丹参20g，木香6g，草豆蔻6g，大黄10g（后下），黄芩10g，黄连6g，延胡索10g，川楝子20g，制乳香6g，制没药6g，干姜6g，蒲公英15g，败酱草15g，川芎10g，香附6g，焦三仙各10g，鸡内金10g，厚朴10g，陈皮6g，半夏6g，白术10g，茯苓10g，党参15g。水煎服，两日1剂，共30剂，口服。

此方服用30剂后，诸证未见反复，后经B超及生化检查各项指标正常，病情告愈。

例2：张某，男，62岁。主诉：左上腹疼痛1d，加重伴胸闷气短4h。患者于1d前饮酒后出现左上腹部钻顶样剧烈疼痛，向两胁及后背部、腰部放射，出汗肢冷，恶心呕吐胃内容物，胸闷气短，食欲缺乏，乏力，口渴口苦，发热，小便黄赤，大便干结，舌质暗红，舌下脉络曲张紫滞，舌边有瘀点，舌苔白厚而腻，脉弦滑数。查体：体温38.5℃，腹肌紧张，压痛、反跳痛阳性。上腹部CT扫描示胰头部水肿，胆囊炎。心电图：部分ST-T改变，T波低平、倒置。化验：血淀粉酶1200U/L，尿淀粉酶84U/L，白细胞16.8×10^9/L，中性粒细胞87%，淋巴细胞23%，血红蛋白135g/L，血小板162×10^9/L。血压：150/90mmHg。

【西医诊断】急性水肿型胰腺炎，慢性胆囊炎，高血压，冠心病。

【中医辨证】肝胆湿热，气滞血瘀，冠脉瘀阻。

【治则】清肝泄热，活血化瘀。

【方药】胆胰合症方、瓜蒌薤白半夏汤、冠心Ⅱ号加减：柴胡10g，枳实10g，白芍10g，甘草6g，丹参20g，木香6g，草豆蔻6g，大黄10g（后下），黄芩10g，黄连6g，延胡索10g，川楝子20g，制乳香6g，制没药6g，蒲公英15g，败酱草15g，芒硝10g（冲化），瓜蒌10g，薤白10g，半夏6g，赤芍10g，川芎10g，红花6g，降香10g。水煎服，两日1剂，共7剂，口服。西医给予解痉、止痛、扩容、降压对症治疗。忌食肉、鸡蛋、牛奶等高蛋白食物。

二诊：服药后上腹部疼痛明显减轻，胸闷气短好转，心前区仍有疼痛感，大便通畅，舌质红，舌边有瘀斑，舌苔白腻，脉弦滑。证属肝胆湿热，脾虚血瘀。上方去芒硝加砂仁3g，三七3g（分冲）、水蛭6g（分冲）。水煎服，两日1剂，共7剂，口服。

三诊：腹痛、心前区不适症状消失，精神食纳好转，血压：130/80mmHg，舌质红，舌苔薄白，脉弦滑。患者病情平稳，诸证好转，上方配以丸药进一步巩固疗效，胆、心、胰同治，随访至今未见复发。

例3：巩某，男，63岁。主诉：反复发作右上腹部疼痛2年，加重伴恶心呕吐1d。2年前因进食羊肉后自觉上腹部不适，于某医院诊断为慢性胆囊炎，胆石症，并行胆囊切除术，术后恢复正常出院。1d前因油腻饮食后再次出现腹胀腹痛，向左胁下及后背放射，进食油腻生冷加重，大便稀溏，腰酸背痛，乏力，干呕泛酸，口干口苦。舌质红，舌体胖大，苔白厚腻，脉弦滑。查体：左上腹部压痛（＋），反跳痛（＋），腹肌紧张。血清淀粉酶为 220U/L，白细胞 12.8×10^9/L，中性粒细胞 79%，淋巴细胞 21%，血红蛋白 128g/L，血小板 115×10^9/L。上腹部 CT 示：胰腺弥漫性肿大，未见占位性病变。

【西医诊断】慢性胰腺炎，胆囊切除术后综合征。

【中医辨证】肝郁脾虚，湿热蕴结中焦。

【治则】理气健脾，清热除湿。

【方药】胆胰合症方加减：柴胡 10g，枳实 10g，白芍 10g，甘草 6g，丹参 20g，木香 6g，草豆蔻 6g，大黄 10g（后下），黄芩 10g，黄连 6g，延胡索 10g，川楝子 20g，制乳香 6g，制没药 6g，蒲公英 15g，败酱草 15g，金银花 15g，连翘 15g，藿香 10g，白豆蔻 6g。水煎服，一日 1 剂，共 7 剂，口服。嘱其忌生冷油腻饮食。

二诊：服药后泻下物臭秽难闻，腹痛腹胀减轻，乏力，食欲缺乏。舌质红，苔白腻，脉弦滑，证属肝郁脾虚。上方去金银花、连翘加陈皮、半夏、白术、茯苓各 10g 理气健脾，服用 14 剂。

三诊：服药后精神食纳好转，腹痛消失，大便稀薄，舌质红，苔薄白，脉弦缓。证属脾阳不足，不能温化水湿，上方去三黄、藿香、白蔻仁加附子 6g，党参 15g 温运脾阳，重振中焦。连续加减服用 3 月，病情好转，CT 检查上腹部未见异常。以香砂六君丸、附子理中丸善后调理。

例 4：张某，男，48 岁。主诉：间歇性上腹部疼痛 3 年，加重伴恶心呕吐 1 周。患者近 3 年来每因饮食不当即出现左上腹隐痛，未予重视。1周前因饮酒后上腹部剧烈疼痛，服用消炎药和止痛药症状不能缓解，腹胀，食欲缺乏，恶心呕吐酸腐不化食物，大便秘结，口干烦躁，舌质暗红，苔黄腻，脉弦滑数。查体：体温 37.8℃，脉搏 80 次 /min，血压140/90mmHg,急性痛苦面容，左上腹部压痛（＋),反跳痛（＋），腹肌紧张，墨菲氏征阴性。白细胞 18.6×10^9/L，中性粒细胞70%，淋巴细胞30%，血红蛋白128g/L，血小板 20×10^9/L，CT 检查示胰腺弥漫性肿大，胰腺头部可见 5cm×5cm 占位性病变。肿瘤标志物均正常，血清淀粉酶为 280U/L。

【西医诊断】慢性胰腺炎急性发作，胰腺炎性假瘤。

【中医辨证】饮食积滞，气滞血瘀。

【治则】消食化积，疏肝理气，活血化瘀。

【方药】胆胰合症方加减：柴胡 10g，枳实 10g，白芍10g，甘草 6g，丹参 20g，木香 6g，草豆蔻 6g，大黄 20g（后下），黄芩 10g，黄连 6g，延胡索 10g，川楝子 20g，制乳香6g，制没药 6g，蒲公英 15g，败酱草 15g，金银花 15g，连翘15g，焦三仙各 10g，鸡内金 10g，炒莱菔子 10g。水煎服，一日 1 剂，共 7 剂，口服。西医给予抗炎对症支持治疗。

二诊：服药后腹痛减轻，呕吐停止，精神食纳稍好，舌质暗红，苔薄黄稍腻，脉弦滑。湿热减轻，气滞血瘀，上方加三棱 10g，莪术 10g，鳖甲 15g，皂角刺 20g 化瘀散结，大黄减量为 10g。水煎服，一日 1 剂，共 7 剂，口服。

三诊：患者坚持服上方 2 月余，腹胀腹痛已完全消失，精神食纳俱佳，二便正常。CT 复查胰腺肿块缩小 2cm×2cm,

将二诊方剂取 5 剂, 共为细末, 用蜂蜜为丸, 每次服 1 丸 (9g), 一日 2 次, 以巩固疗效。

七、古今各家学说荟萃

胰腺炎在古代文献中没有明确的病名, 多属于"腹痛""胃脘痛""胁痛""泄泻""癥瘕积聚"等病症范畴。

李东垣描述脾为"脾长一尺, 掩太仓; 太仓者, 胃之上口, 即中脘穴也。"这里的"脾长"即指胰腺。

《医林改错》中指出"脾中有一管, 体像玲珑, 易于出水, 故名珑管, 脾之长短与胃相等。"认为胰腺为脾之珑管。

《本草纲目》记载"生于两肾之间, 似脂非脂, 似肉非肉乃人物之命门, 三焦发源处也……盖颐养赖之, 故称之颐……亦作胰"。

高志伟将胰腺炎的诊疗分为急性发作期和缓解期, 急性发作期包括寒凝阻滞证、实热结滞证、气血结实证, 缓解期主要是脾胃虚弱, 积滞不化证。

陈瑜等总结多个医家的经验报道, 将胰腺炎归纳出 7 个证型: 寒实结滞型、热实结滞型、脾胃虚弱型、脾虚食积型、肝气郁滞型、肝胆湿热型、气滞血瘀型。

刘洪等对 104 例胰腺炎患者腹痛腹泻症状进行疗效观察, 其中治疗组 54 例给予痛泻要方, 对照组 50 例采用胰酶替代疗法, 结果显示治疗组总有效率为 94.4%, 对照组总有效率为 72%。

吴德正以血府逐瘀汤为基本方加减治疗慢性胰腺炎, 将

76 例患者平均分为观察组和对照组，观察组采用加味血府逐瘀汤治疗，对照组口服多酶片和马来酸曲美布汀胶囊治疗，结果显示观察组总有效率为 86.84%，对照组总效率为 65.79%。

　　靳华选用参苓白术散作为治疗组治疗胰腺炎，以复方地芬诺酯为对照组，对照组有效率 75.0%，治疗组有效率 96.1%。

第九章　溃疡性结肠炎

一、解剖生理及病理

溃疡性结肠炎（UC）又称慢性非特异性溃疡性结肠炎，是一种原因不明的以直肠、乙状结肠黏膜与黏膜下层病变为主的非特异性炎症，常有糜烂和溃疡。最常发生于直肠、乙状结肠和降结肠，极少数严重病变可波及整个结肠，甚至回肠末端；一般不超过回肠末端以上20cm肠段，病变多自直肠向近端结肠漫延扩展，约95%以上侵犯直肠、乙状结肠。病理改变常局限于黏膜或黏膜下层，黏膜呈充血、水肿、出血及形成大小不等的溃疡，表面有脓血黏液、炎性渗出物，炎症反应为非特异性。黏膜修复过程可有假息肉形成，溃疡愈合后，大量瘢痕形成时可导致结肠缩短及肠腔狭窄。

二、诊断及治疗

（一）临床诊断

1.临床表现

（1）症状

①有持续性反复发作性腹泻、黏液血便、腹痛；②伴有不同程度的全身症状；③少数只有便秘或无血便；④既往史及体检中注意关节、眼、口腔、肝脾等肠道外表现。

（2）乙状结肠或纤维结肠镜检

①受累结肠黏膜有多发性溃疡伴充血、水肿，病变大多从直肠开始，向上累及其他部分结肠，且呈弥漫性分布；②肠黏膜外观粗糙不平，呈细颗粒状，脆易出血，或附着有脓血性分泌物，似一层薄苔附着；③结肠袋往往变钝消失，可见多个大小不等的假性息肉；④黏膜活检呈炎症性反应，同时常可见黏膜糜烂、陷窝脓肿、结肠腺体排列异常及上皮变化。

（3）钡灌肠

①结肠管狭窄、缩短，结肠袋消失可呈管状外观；②多发性溃疡或有多发性假性息肉；③结肠黏膜粗乱或有细颗粒改变。

2.诊断

排除菌痢、阿米巴痢疾、慢性血吸虫病、肠结核等特异性、感染性结肠炎及肉芽肿性疾病、放射性肠炎等的前提下，可按下列标准予以诊断：根据临床，肠镜检查之（1）~（3）三项中之一项或黏膜活检可以诊断本病；根据临床及钡灌肠有（1）～（3）中之一项者可以诊断本病；临床症状不典型而有典型之肠镜所见或钡灌肠所见者也可以诊断本病；临床有典型症状或典型既往史，而目前结肠或钡灌肠检查无典型改变者，应列为"疑诊"，予以追踪检查；一个完整的诊断应包括其临床类型（初发、暴发、慢性复发、慢性持续发作）、病情分级（轻、中、重之分）、病变范围（直肠、乙状结肠、左半区域、全结肠）及病变分期（活动期、缓解期）。

（二）西医治疗

1. 药物治疗

（1）糖皮质激素

为急性活动期首选药物。最初 5d 可每天静脉滴注地塞米松 5～15mg。5d 后改为每天口服强的松 40～60mg。病变位于直肠—乙状结肠或左半结肠者，可同时用地塞米松 5～15mg，溶于水中（有人再加入 0.2% 普鲁卡因 10～20ml 或琥珀酸氢化可的松 100mg），以每分钟 60 滴左右的速度滴入直肠内，每天 1～2 次，患者取侧卧位，臀部垫以枕头，使药物流至横结肠部位。

（2）水杨酸偶氮磺胺嘧啶（SASP）

适用于激素治疗已有缓解者。SASP 的剂量为 2～4g/d，分 4 次口服，症状缓解后用维持量，1～1.5g/d，SASP 常用于防止复发和维持治疗。

（3）免疫抑制剂

硫唑嘌呤用于难治病例，一般用药以每千克体重 1.5mg/d，分次口服，疗程 1 年，可使病情持续缓解，但停药后多复发，也可小剂量用药，与激素联合治疗，能减少两药的副作用。

（4）抗生素

用于 UC，仅作为术前或严重及中毒性结肠炎的治疗。抗生素对较轻的 UC 或预防复发均无效。重症 UC 治疗时，肠外应用广谱抗生素控制肠道继发感染，如氨苄青霉素、硝基咪唑及喹诺酮类制剂。

2. 外科治疗

指征：①全结肠病变的重型患者，内科长期治疗无效；②慢性患者缓解时间甚短，全身情况渐衰弱；③出现严重并发症：如结肠穿孔、瘘管形成、中毒性巨结肠、大量出血，与肠外合并症如严重关节炎、胆管周围炎，经内科久治不愈，以及结肠癌变等。手术种类有全结肠切除、回肠造瘘手术。

三、裴正学教授思维方法

裴正学教授认为溃疡性结肠炎属中医之"痢疾""泄泻""便血"等范畴。本病发生的主要病因与饮食不节、进食生冷不洁食物、七情内伤、脾胃虚弱、外邪内侵有关。其病机以脾胃气虚、肾阳亏虚为本，湿热瘀积、肝郁气滞为标。其中气滞血瘀、湿热蕴结或寒湿侵犯多为实证，以中青年多见；脾胃气虚、脾肾阳虚等虚证以老年人多见。不论中青年还是老年人，都有虚实兼夹之偏重。本病病位在大肠，与肝、脾、肾有关，本虚而标实，寒热错杂，久病则多为正虚，虚实互见，久病及肾，病势缠绵难愈为其病机特点。

治疗时裴正学教授强调，病初以健脾温阳、升清止泻为主，病至后期以补肾温阳、健脾止泻为主。其常用方剂有葛根芩连汤、白头翁汤、芍药汤、参苓白术散、乌梅丸、香连丸、四神丸、附子理中汤、里急后重汤、香砂六君子汤、半夏泻心汤、升阳益胃汤等。

四、中医辨证分型及方药

根据裴正学教授治疗溃疡性结肠炎的常用方药，以方测证，将本病分型如下：

1. 脾胃虚弱证

证见：腹部隐痛，腹泻黏液便或血便，大便次数增多，日行 3 次以上，水谷不化，少进油腻食物，则腹泻腹痛加重，食欲缺乏，乏力，脘腹胀满不适，面色不华，舌红苔白或厚腻，舌体胖大，边有齿痕，脉细弱。

治则：补气健脾，升清止泻。

方药：参苓白术散、阎氏升麻葛根汤加减：党参 15g，白术 10g，茯苓 10g，白扁豆 30g，山药 10g，陈皮 6g，砂仁 6g，薏苡仁 30g，石莲子 10g，升麻 10g，葛根 20g，甘草 6g。

2. 大肠湿热证

证见：腹痛腹泻，泻下急迫，里急后重，泻下臭秽黏液脓血便，肛门灼热，口干口渴，舌质红，黄苔腻，脉滑数。

治则：清热利湿，行气活血。

方药：里急后重汤、葛根芩连汤加味：半夏 6g，黄连 6g，黄芩 10g，干姜 6g，党参 10g，甘草 6g，葛根 20g，白头翁 15g，当归 10g，白芍 10g，木香 10g，槟榔 10g，枳实 10g，茯苓 10g, 泽泻 10g, 车前子 10g。

3. 肝脾不和证

证见:腹痛即泻, 泻后痛减, 泻下黏液脓血便, 胸胁胀满, 每因情绪紧张、冷热刺激之时而发病。舌质红, 苔薄白, 脉弦。

治则: 疏肝健脾, 行气活血。

方药: 柴胡疏肝散加味: 柴胡 10g, 枳实 10g, 白芍 10g, 甘草 6g, 香附 6g, 川芎 6g, 陈皮 6g, 白术 10g, 防风 10g, 木香 6g, 黄连 6g。

4. 脾肾阳虚证

证见:黎明前腹痛腹泻, 肠鸣腹胀, 泻后舒适, 形寒肢冷, 神疲乏力, 腰酸头昏, 舌质淡红, 苔薄白, 脉沉细。

治则: 温肾健脾, 固涩止泻。

方药: 桃花汤、四神丸、附子理中汤加味: 赤石脂 10g, 干姜 6g, 粳米 30g, 补骨脂 10g, 吴茱萸 6g, 肉豆蔻 6g, 五味子 3g, 炮附子 6g (先煎), 党参 15g, 炒白术 10g, 甘草 6g, 煨诃子 10g。

5. 肠络瘀阻证

证见:腹痛泄泻黏液便, 反复发作, 腹痛肠鸣, 泻后仍痛, 腹胀, 食欲缺乏, 舌质淡红, 苔腻, 边有瘀斑, 脉濡软。

治则: 活血化瘀, 行气止泻。

方药: 膈下逐瘀汤加味: 桃仁 10g, 红花 6g, 当归 10g, 赤芍 10g, 川芎 6g, 延胡索 10g, 川楝子 20g, 乌药 10g, 甘草 6g, 枳壳 10g, 香附 10g, 肉桂 6g, 五灵脂 10g, 蒲黄 10g, 小茴香 10g, 白术 10g, 茯苓 10g, 红藤 30g, 败酱草 20g。

五、裴正学教授用方解析

裴正学教授认为，溃疡性结肠炎病初以湿热蕴滞肠道，热伤血络为主，治以清热化湿，行气活血止泻，方用葛根芩连汤、白头翁汤、芍药汤加减，方中黄芩、黄连、白头翁苦寒清热燥湿；葛根解肌清热，升清止泻；半夏、干姜、党参、甘草和胃祛湿；当归、白芍活血止痛，养血和血；木香、槟榔、枳实行气止痛。病情缓解后多呈现脾肾阳虚的症候，以健脾益气，补肾温阳为主，方以参苓白术散、四神丸、附子理中汤等加减进退，方中党参、白术、茯苓、甘草为四君子汤，健脾益气；陈皮、砂仁、山药、白扁豆、石莲子、薏苡仁健脾化湿，行气止泻；升麻、葛根升阳止泻。本病病史缠绵难愈，病变过程复杂，往往虚实兼挟，寒热互见，亦可用乌梅丸、半夏泻心汤、附子理中汤加减，其中舌苔白厚且腻，腹泻黏液便属胃肠湿热者，用半夏泻心汤；腹痛泄泻，下利赤白，舌红苔黄或白腻者，属寒热互结，气机不利，用乌梅丸；腹胀腹痛，大便溏，食欲差，喜热饮者，属脾阳虚衰，用附子理中汤温中散寒。

临证加减：若久泻不止，中气下陷，兼有脱肛者可用补中益气汤加味；久泻不止加煨诃子 10g，石榴皮 10g，罂粟壳 10g 涩肠止泻；腹泻黏液便，舌质红，苔黄腻者加用黄连 6g，木香 6g 行气燥湿；食滞肠胃泻下臭秽，口臭，舌质红，苔黄腻者，加焦三仙各 15g，鸡内金 10g，炒莱菔子 10g，生大黄 6g 消食化积，通腑泄热；湿邪困脾、食欲缺乏，舌苔白腻者，加薏苡仁 30g，苍术 10g 化湿健脾；暑热外感，暑湿内停，胸脘满闷，腹泻稀便不爽者，加藿香 10g，佩兰 10g，滑石 10g，甘草 6g 以清暑化湿；胃中吞酸嘈杂者，加吴茱萸 6g，黄连 6g 以泄肝和胃；年老体衰，久泻不止，中气下陷，宜酌加黄芪、党参、升麻、柴胡益气健脾，升阳举陷；脾肾阳虚，久泻久痢，滑脱不禁，用真人养脏汤；脱肛下坠者，加升麻 6g，黄芪 30g 益气升陷；对长期不愈，反复发作者，自拟"愈疡汤（乌梅 6g，川椒 6g，干姜 6g，半夏 6g，黄芩 10g，黄连 6g，党参 15g，炒白术 10g，大枣 4 枚，制附子 6g，甘草 6g，葛根 20g，当归 10g，白芍 10g，木香 6g，槟榔 10g，枳实 10g）"，方中乌梅收敛固涩止泻；川椒、干姜、党参、白术、附子温中散寒，健脾益气；半夏、黄芩、黄连辛开苦降，燥湿清热；葛根升清止泻；当归、白芍活血化瘀；木香、槟榔、枳实行气止痛。

六、裴正学教授临床病案举例

例 1：何某，男，46 岁。主诉：间歇性腹痛腹泻 2 年，加重 2 月。患者于 2 年前因进食冷饮、烧烤等刺激性食物后出现腹泻黏液便，腹痛腹胀，恶心呕吐胃内容物，服用思密达和保和丸症状减轻，后病情未再反复。近 2 月患者因不洁饮食后出现腹痛腹胀，肠鸣腹泻，泻下黏液便，平素怕冷，倦怠乏力，腰膝冷痛，舌淡红苔薄白，脉沉细。结肠镜检查：结肠黏膜充血水肿、糜烂。粪便常规：红细胞 10 个 / 视野，脓细胞（++）。

【西医诊断】溃疡性结肠炎。

【中医辨证】脾肾阳虚。

【治则】温肾健脾，固涩止泻。

【方药】附子理中汤合四神丸加减：党参15g，茯苓10g，白术10g，甘草6g，附子6g（先煎），干姜6g，补骨脂10g，吴茱萸6g，五味子3g，肉豆蔻6g，大枣4枚，金银花15g，蒲公英15g。水煎服，一日1剂，共7剂，口服。

二诊：服药后腹泻减轻，怕冷腰酸好转，仍有腹胀乏力，加枳实10g，黄芪15g健脾除胀。连服3月，经结肠镜检查溃疡愈合，诸证痊愈，以补脾益肠丸善后调理。

例2：李某，男，45岁。主诉：反复腹痛腹泻1年，加重2月。患者于1年前因进食未煮熟的豆角后出现腹痛腹泻，恶心呕吐，发烧，急送医院诊治后好转。近2月常因劳累导致腹泻，进食油腻及辛辣饮食即泻，泻下脓血样便，肛门灼热，里急后重，舌红苔黄腻，脉滑数。肠镜检查：结肠黏膜有多发性溃疡病灶。大便常规：潜血（阳性），脓细胞（++）。

【西医诊断】溃疡性结肠炎。

【中医辨证】湿热瘀滞。

【治则】清热燥湿，行气活血。

【方药】用葛根黄芩黄连汤加减：葛根20g，黄芩10g，黄连6g，甘草6g，木香6g，当归10g，白芍10g，槟榔10g，枳实10g，红藤30g，败酱草15g。水煎服，一日1剂，共7剂，口服。

二诊：服药后脓细胞消失，腹痛减轻，乏力，舌苔薄黄，脉滑，证属湿热困脾，加炒白术10g，陈皮6g健脾燥湿。

三诊：服药 7 剂后腹痛腹泻好转，乏力，食欲缺乏，舌质红，舌苔薄白，脉弦滑。证属脾虚夹湿，以参苓白术散、香砂六君子汤加减服用半年余，经肠镜检查溃疡愈合，诸证好转。

例 3：唐某，女，28 岁。主诉：腹痛腹泻 3 年。泻下稀水便，倦怠乏力，食欲缺乏，颜面萎黄，四肢怕冷，腰酸腿困，月经量少，经来腹痛，白带多。舌质红，苔薄白，脉细弱。肠镜检查：肠黏膜轻度充血水肿，轻度糜烂。

【西医诊断】溃疡性结肠炎，痛经。

【中医辨证】脾胃气虚，寒客胞宫。

【治则】健脾止泻，温经散寒。

【方药】参苓白术散和附子理中汤加减：党参 15g，白术 10g，茯苓 10g，甘草 6g，炒扁豆 30g，陈皮 6g，砂仁 6g，炒山药 10g，炒薏米 30g，制附子 6g，干姜 6g，元胡 10g，川楝子 20g。水煎服，一日 1 剂，共 7 剂，口服。

二诊：服药后腹痛腹泻减轻，白带减少，精神见好，上方加酒制当归 10g，黄芪 20g，连续加减服用 3 月余病情痊愈。

例 4：李某，男，46 岁，主诉：腹痛腹泻黏液便一月余。每日腹泻 5～8 次，进食生冷腹泻加重，口中粘腻，口渴口苦，心下痞满，两胁胀痛，体乏无力，小便短黄，舌质红，苔黄腻，脉弦数。肠镜检查：黏膜中度充血水肿，糜烂伴有出血，溃疡病灶散在分布，周边明显红肿。粪便常规：红细胞 20 个/ 视野。

【西医诊断】溃疡性结肠炎。

【中医辨证】肝脾不和，湿热下注。

【治则】疏肝理气，清热化湿。

【方药】半夏泻心汤、柴胡疏肝散加减：半夏 6g，黄芩 10g，黄连 6g，干姜 6g，党参 15g，甘草 6g，柴胡 10g，枳实 10g，白芍 10g，木香 6g，香附 6g，陈皮 6g。水煎服，每日 1 剂。

二诊：服药 7 剂后，腹泻减轻，口黏口苦好转，一日腹泻 3 ~ 4 次。效不更方，原方加炒白术、茯苓各 10g。

三诊：服用 30 剂后腹泻停止，精神好转，上方加生龙牡 15g、乌贼骨 15g 服用半年余，病情痊愈。

七、古今各家学说荟萃

古籍没有 UC 病名的记载，但是有相关症状及治则治法的论述。

《素问·太阴阳明论》："饮食不节，起居不时者，阴受之……入五脏，则膜满闭塞，不为飧泄，久为肠澼。"

《素问·阴阳应象大论》："清气在下，则生飧泄……湿胜则濡泄。"

《素问·至真要大论》："暴注下迫，皆属于热……澄澈清冷皆属于寒。"

《素问·生气通天论》："因于露风，乃生寒热。是以春伤于风，邪气留连，乃为洞泄。"

《灵枢·师传》："胃中寒，则腹胀；肠中寒，则肠鸣飧泄；胃中寒、肠中热、则胀而且泄"。这些从不同方面说明了湿、热、寒、风诸邪是引起泄泻的病因。

《金匮要略》："呕吐下利病脉证第十七"一章，论述痢疾和泄泻统称下利，有虚实寒热之分，有宿食、痰饮、热结之异；治法分别采用温、清、补、下诸法。

《外台秘要》卷二十五："肠澼候，食（矢）稀或稠，便但似脓，每便极滑。"

《三因极一病证方论》："喜则散，怒则激，忧则聚，惊则动，脏气隔绝，精气夺散，以致溏泄。"

《济生方》对便血提出"风则散之，热则清之，寒则温之，虚则补之"的治疗法则。

《丹溪心法·泄泻》："泄泻有湿、火、气虚、痰积、食滞"之分。

《儒门事亲》："凡治湿，皆以利小溲为主"，对"治湿不利小便，非其治也"的观点已有了深刻的认识。

《景岳全书·泄泻》："若饮食不节，起居不时，以致脾胃受伤，则水反为湿，谷反为滞，精华之气不能输化，乃致合污下降而泻痢作矣。"

《景岳全书·泄泻》："泄泻之病，多见于小水不利，水谷分则泻自止，故曰："治泻不利小水，非其治也。"记载了对本病的治法。

自古以来，中医内治在治疗 UC 方面便具有独特的优势，现代医学主要从临床疗效及基础研究方面证明了中医内服汤药或丸剂对 UC 的治疗作用。

薛晔等将 100 例肝郁脾虚型 UC 患者，分为对照组 50 例，给予美沙拉嗪肠溶片治疗，观察组 50 例，给予四君子汤合痛泻要方加减（党参、茯苓、炒白术、醋白芍、防风、陈皮、炙甘草）治疗，时间2个月，结果证明四君子汤合痛泻要方对患者的症状和体征具有改善作用，能改善病变肠黏膜并且控制IL-6、IL-10等炎症因子和肠黏膜损伤因子，对治疗肝郁脾虚型UC患者具有良好的临床疗效。

郑波等将78例UC患者分为对照组39例，给予西医常规治疗，观察组39例西医常规治疗的基础上给予加味白头翁汤（白头翁、黄柏、黄连、赤芍、白及、五倍子、秦皮、炙甘草）治疗，经治疗，观察组患者中医症候积分、血清内毒素、IL-1β、TNF-α指标值下降幅度均大于对照组（$P < 0.05$）。

陈升有等将80例UC患者随机分为对照组40例予奥沙拉嗪钠治疗，治疗组40例予奥沙拉嗪钠加自拟兰术化浊汤（茯苓、败酱草、旱莲草、佩兰、炒白术、仙鹤草、苍术、地榆、佛手、白芍、黄连、石榴皮、葛根、当归）治疗，发现治疗组临床症状评分、肿瘤坏死因子-α、白介素-8水平均低于对照组，自拟兰术化浊汤对UC有显著的治疗效果。

许晨等将126例UC患者随机分为对照组63例给予美沙拉秦治疗，观察组63例给予美沙拉秦加葛根芩连五炭汤（葛根、黄芩、生甘草、地榆炭、乌梅炭、山楂炭、黄连、当归炭、荆芥炭）治疗，经治疗2个月，观察组症状评分及炎症因子水平均低于对照组（$P < 0.05$）。

第十章　克罗恩病

一、解剖生理及病理

克罗恩病（CD）是一种原因不明的胃肠道慢性炎性肉芽肿性疾病，可累及黏膜至浆膜，贯穿肠壁，病变多呈节段性、非连续性分布，可累及胃肠道，甚至全消化道的任何部位，以末端回肠和近端结肠最为常见。根据病变部位的不同主要分为回肠型、回—结肠型和结肠型。病变可涉及口腔、食管、胃、十二指肠，但少见。病理变化分为急性炎症期、溃疡形成期、狭窄期和瘘管形成期（穿孔期）。镜下肠段呈节段分布，与正常肠段界限清晰，呈跳跃状。急性期以肠壁水肿炎变为主；慢性期肠壁增厚、僵硬，受累肠管外形呈管状，其上端肠管扩张。黏膜面典型病变有：①溃疡：早期浅小溃疡，后成纵行或横行的溃疡，深入肠壁的纵行溃疡即形成较为典型的裂沟，沿肠系膜侧分布；②卵石状结节：由于黏膜下层水肿和细胞浸润形成的小岛突起，加上溃疡愈合后纤维化和疤痕的收缩，使黏膜表面似卵石状；③肉芽肿：无干酪样变，有别于结核病；④瘘管和脓肿：肠壁的裂沟实质上是贯穿性溃疡，使肠管与肠管、肠管与脏器或组织之间发生粘连和脓肿，并形成内瘘管。如病变穿透肠壁，经腹壁或肛门周围组织而通向体外，即形成外瘘管。肠壁浆膜纤维素渗出、慢性穿孔均可引起肠粘连。

二、诊断及治疗

（一）诊断

1. 临床诊断标准

①青壮年患者，有反复发作的右下腹或腹部疼痛，伴腹泻或便秘，有时有腹块，有疑为阑尾炎或阑尾手术史，经治疗无效或出现肠梗阻、便血、肠瘘等并发症；②X射线检查显示胃肠道的非特异性炎症，裂隙样溃疡，息肉样改变，鹅卵石或多发性狭窄，病变呈节段性分布；③内窥镜下见跳跃式分布的匐行性溃疡，较深，周围黏膜正常或增生呈鹅卵石样，或病变活检有非干酪坏死性肉芽肿或大量淋巴细胞聚集者。

具备①为临床可疑；同时具备①和②或③，临床可诊断为克罗恩病。

2. 病理诊断标准

①肠壁和肠系膜淋巴结无干酪样坏死；②镜下特点：一是节段性病变，全壁炎；二是裂隙状溃疡；三是黏膜下层高度增宽；四是淋巴样聚集；五是结节病样肉芽肿；③肉眼特点：溃疡，狭窄，鹅卵石征及假息肉等。

具备①及②项下任何四点为病理确诊，基本具备病理诊断条件，但无肠系膜淋巴结标本者为病理可疑。

（二）西医治疗

1. 药物治疗

（1）柳氮磺胺嘧啶（SASP）

1.0～3.0g，6h 1次。对克罗恩病疗效优于溃汤性结肠炎，对结肠型克罗恩病优于小肠型。

（2）糖皮质激素

对克罗恩病疗效较好，对小肠型更为有效。一般用氢化可的松每日300mg，效果满意。适应证：经常规内科治疗无效者、急性发作期、有合并症者、术后复发者、左半结肠病变需激素灌肠者均可应用。

（3）促肾上腺皮质激素（ACTH）

用于病情极端危重，特别是多次切除术的弥漫性或复发性回、空肠炎病人。

（4）免疫抑制剂

上述治疗无明显疗效，且外科手术治疗尚无确切适应证时，可考虑使用。常用药物有硫唑嘌呤、6-巯基嘌呤、环磷酰胺、二甲磺酸丁酯、硫鸟嘌呤等。MTX静脉使用每周25mg，亦可皮下、肌肉注射。环孢素对激素治疗效果不佳的难治性CD和瘘管型CD有一定疗效，但减量后容易复发。口服起始剂量为每天8～10mg／kg.d。使用环孢素的总疗程一般不宜超过4～6个月。他克莫司（Tacrolimus，FK506）因抑制T细胞激活而减轻炎症，对肛周CD与瘘管有效，毒性作用小，亦可选用。

（5）抗菌药物

某些抗菌药物如甲硝唑（每日 10 ～ 15mg）、环丙沙星（500mg ／次、每日 2 次）对控制病情有一定疗效，且对并发症亦有治疗作用，甲硝唑对有肛周瘘管疗效较好，喹诺酮类药物对瘘有效。

（6）肠道益生菌

肠道内正常菌群，特别是混合型（乳酸杆菌和双歧杆菌）制剂对改善本病有积极意义。

（7）其他

抗 TNF-a 单克隆抗体（英夫利昔单抗）为促炎性细胞因子的拮抗剂，临床试验证明对经传统治疗无效的活动性克罗恩病有效，重复治疗可取得较长期缓解，近年已开始用于临床。

2. 高价营养疗法适应证

①疾病长期活动伴明显消瘦；②外科手术治疗前后；③短肠综合征；④并发肠梗阻；⑤伤口不愈或胃肠瘘；⑥急性期辅助治疗。根据病情与条件可酌情选用静脉高价营养疗法或要素饮食（口服高价营养疗法）。

3. 手术治疗

指征为并发症者（参见并发症部分）。术式有全结肠切除、回肠造瘘、回肠直肠吻合术和胸腺摘除术等。年龄与手术时机是决定术后预后的重要因素（小于 40 岁与大于 40 岁病死率分别为 5% 和 30%，术时延误一个月，手术病死率达 40%）。

三、裴正学教授思维方法

裴正学教授称，克罗恩病病又称"节段性肠炎"，是一种病因未明的胃肠道慢性炎性肉芽肿性疾病，中医学虽无克罗恩病的病名，但根据本病的病因及临床特点，此病分属于"泄泻""肠痈""肛痈""肛瘘""便血"等范畴。

外感之邪风、暑、湿、寒、热均可致病，但其中又以感受湿邪致泄者最多。其病因病机主要是感受外邪，尤以暑、湿、寒、热之邪，阻滞中焦，气机不通，不通则痛，而致腹痛；脾胃升降失调，运化失职，清浊不分，而致泄泻；饮食不节，饮食肥甘厚腻、辛辣之品，湿热积滞，蕴结肠胃，或过食生冷，遏阻脾阳，损伤脾胃，气机失调，腑气通降不利，则腹痛、便结；湿热内阻，下注大肠，外邪留滞肠道，肠络受阻，郁而化热，化腐成脓，形成脓血；脓血溃败，腐蚀肠膜，形成肠瘘；湿热瘀阻，燥屎内结，腑气不通，形成肠梗阻；寒湿内侵，脾阳不振，阴寒内盛，运化失常而泄泻；泄泻日久，脾病及肾，脾肾同病，肾中阳气不足，命门火衰，既不能温养脾土，又不能固摄二便，则泄泻不止，夜尿增多。本病位在中焦，与肝、脾、肾等脏腑功能失调有关，病程较久，多虚实夹杂，变证多端。

本病临床辨证分虚实，脾胃虚弱、脾肾阳虚以及气阴两虚属虚证，肝气郁结、湿热蕴结、气滞血瘀属实证。每个证型均可相互兼夹，且脾胃虚弱贯穿于每个证型当中。故治疗应着眼于调理脾胃，兼顾肝肾为主，同时根据辨证兼以清热、祛湿、理气、活血化瘀等。其遣方用药常用：白头翁汤、葛根黄芩黄连汤、参苓白术散、补中益气汤、柴胡疏肝散、香砂六君子汤、四神丸、桃花汤、生脉散、附子理中汤、半夏泻心汤、乌梅丸、麻子仁丸、少腹逐瘀汤等。

四、中医辨证分型及方药

根据裴正学教授治疗克罗恩病的常用方药，以方测证，分型如下：

1. 湿热内蕴证

证见：泄下急迫，肛门烧灼，粪便黄褐臭秽，烦热口渴，腹痛拒按，小便短黄，舌质红，苔黄腻，脉濡数。

治则：清热化湿，调气行血。

方药：白头翁汤、葛根黄芩黄连汤加减：葛根 20g，黄芩 10g，黄连 6g，木香 6g，白头翁 15g，秦皮 10g，甘草 6g。

2. 肝郁脾虚证

证见：腹痛欲泻，泻后痛减，肠鸣窜痛，痛泻交作，呃逆嗳气，矢气频多不畅，舌质红，苔薄白，脉弦滑。

治则：疏肝健脾，理气止痛。

方药：柴胡疏肝散、香砂六君子汤加减：柴胡 10g，枳实 10g，白芍 10g，甘草 6，川芎 6g，香附 6g，陈皮 6g，半夏 6g，白术 10g，茯苓 10g，党参 15g，生姜 6g，大枣 4 枚。

3. 脾胃虚弱

证见：经常腹痛，喜温喜按，便溏泄泻，稍进油腻则便次增多，胸闷不舒，面色萎黄，神疲乏力，食少纳呆，重则水谷不化，手足不温，喜热喜寒，消瘦体弱，或久泻脱肛，舌质红，苔薄白，脉细弱。

治则：益气健脾，渗湿止泻。

方药：参苓白术散加补中益气汤加减：党参 15g，白术 10g，茯苓 10g，甘草 6g，炒扁豆 30g，炒山药 30g，石莲子 15g，薏苡仁 30g，砂仁 3g，升麻 6g，柴胡 10g，桔梗 20g，黄芪 15g，附子 6g，干姜 6g。

4. 脾肾阳虚证

证见：五更泄泻，腹痛肠鸣，泻后痛减，畏寒肢冷，腰膝酸软。舌质红，苔薄白，脉沉迟无力。

治则：温肾健脾，涩肠止泻。

方药：四神丸、桃花汤、附子理中汤加减：补骨脂 10g，吴茱萸 6g，肉豆蔻 6g，五味子 3g，大枣 4 枚，干姜 6g，赤石脂 10g，粳米 30g，附子 6g（先煎）。

5. 气滞血瘀证

证见：腹痛剧烈，痛有定处，泄泻黑便，或呕血，腹胀胁痛，舌质暗红，苔薄黄，舌边有瘀点，脉弦涩。气滞血瘀，脉络不和，瘀滞不通，不通则痛。

治则：活血化瘀，敛肠止泻。

方药：少腹逐瘀汤加减：赤芍 10g，川芎 6g，当归 10g，小茴香 6g，干姜 6g，延胡索 10g，没药 6g，肉桂 6g，五灵脂 10g，蒲黄 10g，汉三七 3g，花蕊石 10g，黄连 6g，木香 6g。

五、裴正学教授用方解析

裴正学教授认为本病以脾胃虚弱、脾肾阳虚以及气阴两虚等虚证为主；肝气郁结、湿热蕴结、气滞血瘀等实证为兼。每个证型均可相互兼夹，且脾胃虚弱贯穿于每个证型当中。故治疗以健脾补肾为主，兼顾其他临证表现。临床常以参苓白术散、补中益气汤、香砂六君子汤、附子理中汤、生脉散、四神丸等健脾补肾；以柴胡疏肝散、半夏泻心汤、葛根黄芩黄连汤、乌梅丸、麻子仁丸、少腹逐瘀汤等用于肝郁气滞、湿热蕴结者。

在药物加减方面，脾虚泄泻者，加党参、焦白术、茯苓、炒扁豆、炒山药、薏苡仁、黄芪等益气健脾，渗湿止泻；脾虚生湿，湿热内蕴，湿热泄泻，用黄芩、黄连、白头翁、葛根、木香等清热燥湿止泻；七情郁结，气机不利，肝失调达，横逆侮脾，脾失健运，而生泄泻，用柴胡、枳实、白芍、甘草、陈皮、香附、川芎、炒白术、防风、黄芪疏肝解郁，健脾除湿；脾肾阳虚，肾失温煦，脾阳不振，寒湿下注则泻，用炮干姜、制附子、补骨脂、五味子、吴茱萸、肉蔻等温肾健脾；久泻不止，滑脱不禁，形体瘦弱，气血亏虚，肾中真阳不足，命门火衰，用罂粟壳、赤石脂、禹余粮、石榴皮、人参、制附子大补原阳，涩肠止泻。

综上，裴正学教授治疗肠炎腹泻有其自己的特点，常常寒热互用，相互制约，如黄连、黄芩配伍厚肠胃而止泻，但苦寒药易伤脾阳，常加入半夏、干姜、细辛以佐治，如北沙参、麦冬、玉竹、石斛滋阴养胃，但滋阴药易恋邪助湿，有碍于脾阳之升发，故常常加入木香、砂仁、草豆蔻、陈皮行气健脾，焦三仙助胃气之升发；涩肠止泻药石榴皮、五味子、罂粟壳、肉豆蔻、乌梅等收敛止泻，但收涩药又可闭门留寇，故常常加入白术、木香、枳实行气发散。

六、裴正学教授临床病案举例

例：李某，男，42岁。主诉：间断右下腹疼痛2年，加重伴肛周流脓1周。患者2年前无明显诱因出现右下腹疼痛，泻稀水便，疲乏无力，反复发作，外院肠镜提示回肠和右半结肠跳跃式溃疡存在，结肠黏膜呈增生样改变。活检提示：右结肠肉芽肿，散在溃疡分布。诊断为克罗恩病，给予治疗后病情稳定。近1周突发肛周流粘稠样分泌物，瘙痒，肛周持续性疼痛，坐立不安，不能上班工作。肛肠科检查：肛门3点距肛门1cm处有0.5cm×0.5cm肛周瘘口，窦道形成，流出白色加血性脓液。肛门指诊距肛门5cm处在直肠内可触及窦道内口。化验血沉65mm/h，肿瘤标志物均正常，白细胞15.8×10⁹/L，血红蛋白110g/L，血小板105×10⁹/L。肛肠科诊断克罗恩病合并肛周脓肿、肛瘘，行脓肿和肛瘘手术根治，术后恢复良好。但患者仍间断出现腹痛、腹泻和便秘症状，腹胀胸闷，口干口渴，小便黄赤，夜寐欠安，舌质红，舌苔花剥白腻，脉滑数。

【西医诊断】克罗恩病。

【中医辨证】温热蕴结，郁久化热，术后体虚，瘀毒内结。

【治则】清热除湿，活血化瘀。

【方药】葛根黄芩黄连汤、半夏泻心汤、托里透脓散加减：葛根 20g，黄芩 10g，黄连 6g，木香 6g，半夏 6g，干姜 6g，党参 15g，黄芪 15g，当归 10g，制乳香 6g，制没药 6g，鳖甲 15g，皂角刺 15g，延胡索 10g，川楝子 20g，制大黄 6g，甘草 6g。水煎服，一日 1 剂，共 10 剂，口服。

二诊：患者服药后腹痛减轻，腹泻好转，舌质红，苔白腻，脉滑数，证属湿热瘀滞，上方加红藤、败酱草清热解毒，服 14 剂。

三诊：患者腹痛腹泻已明显好转，精神食纳尚可，有时胸闷腹胀，舌质红，苔白稍腻，脉弦滑。湿热减轻，气机郁结，上方去红藤、败酱草，加枳实 10g，白术 10g 益气健脾、理气宽中。上方加减服用 1 年以上，病情未见反复，经肠镜检查结肠黏膜溃疡愈合，其余未见异常，继续服用巩固疗效。

七、古今各家学说荟萃

中医古籍中并没有与克罗恩病相对应的中医病名，目前现代医家多根据克罗恩病的临床症状来诊断相对应的病名。

赵延华认为克罗恩病的临床症状差异大，可根据其临床表现拟病名为"内伤发热""腹痛""积聚""肠痛""泄泻""便血""痢疾""口疮""搏症""肛痛""持漏""虚劳"。

吕永慧认为一个中医病名来概括克罗恩病病情全过程的特点及规律是不可能的，其认为可根据克罗恩病不同阶段的临床表现来命名为"肛痛""腹痛""肠痛""泄泻""积聚""肠结""便血""虚劳"。

现代医家对本病认识诸多：

　　田振国教授将克罗恩病归属于中医腹痛、肠痛范畴，治疗上"通"字立法，即"不通则不痛"。临床辨证多从虚实两纲着手，实证包括湿热郁滞、寒邪内阻、饮食积滞及气滞血瘀，治疗重在疏导祛邪，虚证以中虚脏寒为主，治疗当温阳益气。

　　危北海教授认为，克罗恩病辨证的重点在于分清气血、辨别虚实与寒热，本病因气血瘀滞互结成疾，故临床上多将本病分为湿热内蕴、气结血郁、脾虚泄泻、脾肾两虚等证，然治疗过程中，扶正健脾和胃，培补后天却时刻不能忘，他认为扶正培本是根本大法，《素问·评热病论》云"邪之所凑、其气必虚"，久病体弱、正气不足才是慢性病缠绵不愈的原因。

　　周福生教授结合多年临床经验，提出"Ⅲ位一体"模式辨治克罗恩病，即"辨证、辨病、辨质"相结合的临床思维模式。针对岭南人多湿热体质的特点，治疗上重在健脾利湿，佐清热解毒、敛疮止血。认为本病的病机属脾胃虚弱，湿热蕴结下焦，气血瘀滞，因而应通过健运中宫，充其后天，使脾胃健运。遣方用药上，多用白术健脾益气、利水渗湿，辅木香、陈皮、厚朴、乌药行气化湿；加凤尾草清热解毒、化瘀散结；秦皮、紫珠草等敛疮止血；甘草补脾益气、调和诸药。诸药合用，共奏健脾祛湿、清热解毒、活血散结之功。

　　谷云飞教授治疗肛周克罗恩病多采用健脾益气，清热利湿，活血化瘀的方法。在健脾益气方面取参苓白术散之意加减，方中四君子汤平补脾胃之气，重用黄芪为君药，取其补气固表，利尿排脓，托毒敛疮生肌之功效。辅以淮山药、白扁豆，既能助白术健脾，又可淡渗利湿止泻；佐砂仁，其芳香燥湿、醒脾开胃，可干旋中土气机，助脾胃之运化；加桔梗载药上行，开宣肺气为引药。同时他还提倡在补气健脾的基础上酌用清热利湿、活血化瘀之品，可大大改善患者肛周病变的局部症状，加速创口愈合。

第十一章　肠易激综合征

一、解剖生理及病理

肠易激综合征（IBS）是一种以腹痛或腹部不适伴排便习惯改变为特征的功能性肠病。该病缺乏可解释症状的形态学改变和生化异常，是最常见的肠道功能性疾病。本病的病理生理目前尚不清楚，有人发现以腹泻(伴腹痛)为主的IBS患者，乙状结肠快速收缩较便秘者更频，腹泻型小肠排空速度加快。餐后腹痛腹胀的患者乙状结肠对加压反应增强，也可能存在某种胃肠道激素的分泌异常，但活组织检查无病理改变。目前认为IBS属多因素的生理心理性疾病，同时与胃肠动力学异常、内脏感觉异常、精神因素、感染等相关。

二、诊断及治疗

（一）临床诊断

在过去12个月内至少累计有12周（不必是连续的）腹痛或腹部不适，并伴有下列3项症状中的2项：①腹痛或腹部不适在排便后缓解；②腹痛或腹部不适发生伴随排便次数改变；③腹痛或腹部不适发生伴随粪便性状改变。在排除可以引起上述症状的器质性疾病后，可建立 IBS 的诊断。下列症状并非 IBS 诊断所必须，但属 IBS 的常见症状，症状越多IBS 的诊断越可靠，这些症状包括：①排便频率异常（每天排便＞3 次或每周排便＜3 次）；②粪便性状异常（块状／硬便或稀／水样便）；③排便过程异常（费力、急迫感、排便不净感）；④黏液便；⑤胃肠胀气或腹部膨胀感。结肠镜可协助诊断及鉴别诊断。

（二）西医治疗

1. 药物治疗

（1）解痉剂

抗胆碱能药，如阿托品，每次 0.3mg，每日 3 次口服；普鲁苯辛，每次 15mg，每日 3 次，口服；颠茄片，每次 10mg，每日 3 次口服。目前使用较普遍的为选择性肠道平滑肌钙离子通道拮抗剂如匹维溴铵、奥替溴铵等，或离子通道调节剂马来酸曲美布汀，均具有较好的安全性。

（2）止腹剂

轻症可选用吸附剂，如蒙脱石散。可给复方地芬诺酯，每次 2.5mg，每日 1～3 次口服；咯呱丁胺，每次 2mg，每日 1～3 次口服。洛哌丁胺或复方地芬诺酯等，可改善腹泻，但需要注意便秘、腹胀等不良反应。

（3）导泻药

常用的容积性泻药有欧车前制剂或甲基纤维素，渗透性轻泻剂如聚乙二醇、乳果糖或山梨醇。

（4）肠道动力感觉调节药

替加色罗对改善便秘、腹痛、腹胀有效，适用于便秘型 IBS，用法为 6mg / 次、每日 2 次、疗程 4 ～ 8 周。

（5）镇静剂

精神紧张者可给安定，每次 2.5mg，每日 3 次口服。

（6）益生菌

益生菌是一类具有调整宿主肠道微生物群生态平衡而发挥生理作用的微生物制剂，对改善 IBS 多种症状具有一定的疗效。

2. 其他治疗

腹部按摩，热敷对缓解痉挛性腹痛有一定效果。针刺疗法腹泻可取大肠俞、足三里、脾俞、天枢等穴；便秘可取天枢、足三里、支沟、气海、阴陵泉等穴；耳针可取大肠、小肠、神门、交感等穴。

三、裴正学教授思维方法

肠易激综合征（IBS）这一病名，从其临床症状当属中医学"腹痛""泄泻""便秘""郁证"的范畴。裴正学教授认为本病的病因病机主要有情志失调、素体虚弱、饮食不节、外邪内侵等几个方面。其病位在大肠，主要与肝、脾关系密切。发病主要与肝胆疏泄失职、脾胃运化功能失调、升清降浊失司、肾温熙摄纳失调有关。从西医角度，裴正学教授认为本病属无炎性病变，因肠功能紊乱，结肠之消化和吸收功能障碍，进而引起排便习惯改变。肠管痉挛则腹痛，肠管收缩无力，粪便停留时间过长则便秘。肠管激惹受刺激，频率快则腹泻，频率慢则肠胀气。肠管激惹对胃肠神经的刺激性和敏感性是此病痉挛性疼痛的主要因素。他常言自主神经功能最敏感的部位在胃肠，从此病之腹痛、腹泻、便秘或排便习惯的改变，受精神情志刺激而加重，足以说明自主神经功能紊乱可以引起胃肠道症状。

在治疗方面，裴正学教授以疏肝健脾为主，首选代表方剂为柴胡疏肝散，同时配以逍遥散、四逆散、四物汤、小柴胡汤等辨证加减。此外，他认为能调节胃肠自主神经功能的中药方剂还有香砂六君子汤、半夏泻心汤、参苓白术散、补中益气汤、归脾汤、十全大补汤、升阳益胃汤等。通过中医药调节胃肠气机之升降，脾胃运化之升清，从而使自主神经功能紊乱得以平衡，胃肠之激惹征象消除，腹泻腹痛、便秘、排便次数自可痊愈。

四、中医辨证分型及方药

裴正学教授从以下五型对本病加以辨证：

1. 肝郁脾虚证

证见：腹胀腹痛，腹泻肠鸣，痛则欲泻，泻后痛减，心烦易怒，每因情志变化或精神紧张而发病，胸闷脘痞，嗳气纳呆，舌淡红，苔薄白腻，脉细弦。

治则：疏肝健脾，调和气机。

方药：柴胡疏肝散合香砂六君子汤加减：柴胡 10g，枳实 10g，白芍 10g，党参 15g，炒白术 10g，茯苓 10g，炙甘草

6g，陈皮 6g，半夏 6g，木香 6g，砂仁 3g，香附 6g。

2. 脾胃虚弱证

证见：大便稀溏，水谷不化，食少纳呆，脘腹闷痛，肠鸣腹泻，面色萎黄，神疲乏力，舌淡红苔白，脉细弱。

治则：健脾益气，渗湿止泻。

方药：参苓白术散、补中益气汤加减：党参 15g，炒白术 10g，黄芪 15g，茯苓 10g，炙甘草 6g，炒山药 10g，莲子 10g，炒薏苡仁 30g，砂仁 3g，大枣 4g，炒白扁豆 30g，陈皮 6g，炒麦芽 15g，升麻 10g，柴胡 10g。

3. 寒邪夹湿证

证见：腹痛肠鸣，腹泻黏腻不爽，或腹泻与便秘交替出现，胸闷纳呆，腹胀恶心，心下痞满，雷鸣下利，舌质淡红，舌苔黄或白腻，脉弦滑。

治则：散寒除湿，健脾止泻。

方药：乌梅丸、半夏泻心汤、附子理中汤加减：乌梅 6g，细辛 3g，炮附子 6g（先煎），干姜 6g，桂枝 10g，党参 15g，半夏 6g，黄连 6g，黄柏 6g，当归 10g，川椒 6g，炒白术 10g。

4. 脾肾阳虚证

证见：见久泻不愈，腹痛隐隐，肠鸣腹胀，阳痿早泄，大便稀溏，形寒肢冷，神疲倦怠，食少纳呆，腰膝酸软，舌淡红，苔薄白，脉细弱。

治则：温补脾肾，固肠止泻。

方药：四神丸、附子理中汤加减：肉豆蔻 6g，补骨脂 10g，吴茱萸 6g，五味子 3g，附子 6g（先煎），干姜 6g，肉桂 3g，茯苓 10g，赤石脂 10g，禹余粮 10g，当归 10g，白芍 10g。

5.阴虚肠燥证

证见：大便秘结，粪如羊屎，或大便不干，排解困难，左下腹部可触及条索状包块，五心烦热，心悸失眠，口咽干燥，潮热盗汗，舌红少苔，脉细数。

治则：滋阴增液，润肠通便。

方药：麻子仁丸、增液汤、济川煎加减：火麻仁 30g，郁李仁 15g，枳实 10g，厚朴 10g，大黄 10g，杏仁 10g，白芍 30g，玄参 10g，生地 10g，麦冬 10g，当归 10g，川牛膝 10g，肉苁蓉 10g，升麻 10g，泽泻 10g。

五、裴正学教授用方解析

裴正学教授认为，本病之发生主要是情志失调，肝失疏泄，而致肝气郁结。气为血帅，气行则血行，气郁则血行不畅，肝经不利，故见胁肋疼痛，往来寒热，故治宜疏肝理气也。首选柴胡疏肝散为治疗本病的基础方，本方由柴胡、陈皮、川芎、芍药、枳壳、香附、炙甘草组成，方中用柴胡疏肝解郁为君药，香附理气疏肝，助柴胡以解肝郁；川芎行气活血而止痛，助柴胡以解肝经之郁滞，二药相合，增其行气止痛之功，为臣药；陈皮、枳壳理气行滞，芍药、甘草养血柔肝，缓急止痛，为佐药。甘草兼调诸药，亦为使药之用。诸药相合，共奏疏肝行气，活血止痛之功。使肝气条达，血脉通畅，营卫自和，痛止而寒热亦除。

药物加减方面：腹痛者加元胡、川楝子化瘀止痛；腹泻不止加煨诃子、石榴皮涩肠止泻；下利黏液便，腹痛腹胀，舌质红，苔黄腻属肠胃湿热，用葛根黄芩黄连汤清利湿热；腹部条索状包块按之坚硬疼痛者属寒凝血瘀，酌加干姜、元胡、没药、蒲黄、三七、当归、白芍等化瘀软坚散结；滑脱不禁者加灶心黄土 100g，加水 3000ml 煎 10min，澄清取水煎药；兼有头痛头晕，四肢酸困，胃脘胀满，肌肤麻木者，属寒湿困脾，湿郁化热，胆胃不和，清阳不升，以升阳益胃汤加减（党参 15g，白术 10g，黄芪 15g，黄连 6g，半夏 6g，甘草 6g，陈皮 6g，茯苓 10g，泽泻 30g，防风 10g，羌活 10g，独活 10g，柴胡 10g，白芍 10g，生姜 6g，大枣 4 枚，车前子 10g）。

六、裴正学教授临床病案举例

例1：张某，男，58 岁。主诉：腹痛腹泻 8 月。患者于 8 月前出现腹痛腹泻黏液便，每天腹泻 1～2 次，泻后腹痛缓解。服用氟哌酸、复方地芬诺酯片症状好转。但每因进食生冷油腻饮食即会出现腹痛腹泻黏液便，伴口干口苦，腹胀纳差，胸脘满闷，心下痞满，舌质淡红，舌苔黄腻，脉弦滑。粪便常规及细菌培养 3 次，未见细菌生长，粪便隐血试验阴性。肠镜检查：结肠有激惹征象，运动亢进，结肠黏膜无明显异常。

【西医诊断】肠易激综合征（腹泻型）。

【中医辨证】脾胃湿热，寒热互结。

【治则】清热除湿，健脾止泻。

【方药】乌梅丸、半夏泻心汤、附子理中汤加减：乌梅

6g，川椒 6g，细辛 3g，干姜 6g，炮附子 6g，党参 15g，炒白术 10g，半夏 6g，黄连 6g，黄柏 6g，当归 10g，白芍 10g，木香 6g，槟榔 10g，枳实 10g。水煎服，一日 1 剂，共 7 剂，口服。

二诊：服药后腹痛腹泻减轻，每日 1～2 次，大便稀，口苦口干减轻，乏力，食欲缺乏，舌质红，舌苔薄黄，脉弦滑。上方加炒山药 20g，炒扁豆 30g，陈皮 6g 理气健脾止泻，14 剂，每日 1 剂。

三诊：患者再未腹泻，精神食纳俱佳，经肠镜检查未见异常。临床治疗效果显著，为防止病情复发，效不更方，在二诊方之基础上加太子参 20g，鸡内金 15g，取 5 剂，共研为末，每服 6g，一日 3 次，巩固疗效。后随访 2 年病情平稳，未见复发。

例 2：杨某，男，33 岁。主诉：间歇性腹痛腹泻半年。半年前因进食冰箱内存放的西瓜后出现腹痛腹泻稀水样便，一日 6 次。查粪便常规为阴性。医院诊断为腹泻。给予双歧杆菌和消食化积口服液服药后好转。后患者饮食不慎则腹痛，直肠紧迫感，随即腹泻，大便稀水样，一日 3 次以上，腹泻后腹痛减轻，伴消瘦乏力，口干口渴，食欲缺乏，进食后腹胀嗳气，舌质红，舌苔薄白，脉沉细弱。肠镜检查黏膜未见异常，结肠蠕动次数增多。大便潜血阴性。

【西医诊断】肠易激综合征（腹泻型）。

【中医辨证】脾胃虚弱，寒积内停。

【治则】健脾益气，散寒止泻。

【方药】参苓白术散、附子理中汤、良附丸加减：党参 15g，炒白术 10g，茯苓 10g，炙甘草 6g，炒山药 10g，莲子

10g，炒薏苡仁30g，砂仁3g，大枣4g，炒白扁豆30g，陈皮6g，高良姜6g，香附6g，炒麦芽15g，炒神曲10g，鸡内金10g。水煎服，一日1剂，共7剂，口服。

二诊：服药后腹痛腹泻减轻，大便每日1次，乏力，肚脐周围疼痛，手足怕冷，舌质红，苔薄白，脉沉迟，证属脾阳不足，湿浊内生，上方加九香虫、制附子各6g温阳散寒止痛，服7剂。

三诊：腹痛腹泻已明显好转，大便成形，精神好转，舌脉同前。上方加太子参、黄芪各15g益气健脾、固本培元。连续加减调理服用3月余病情痊愈。

例3：蒋某，女，52岁。主诉：腹痛腹泻2月。患者于2月前无明显诱因出现腹痛腹泻稀水便，每日4～5次，大便常规未见异常。当地医院诊断为急性肠炎，给予艾灸和口服中药治疗，腹泻次数减少至每日1～2次，腹痛减轻。患者平素脾气暴躁，心烦易怒，经常喝酒抽烟，口苦口干，口臭腹胀，大便干结，嗳气，食欲缺乏，舌质红，舌苔薄白腻，脉弦紧。

【西医诊断】肠易激综合征（便秘、腹泻混合型）。

【中医辨证】肝郁脾虚，湿热内蕴，燥屎内结。

【治则】疏肝健脾，清热泻火通便。

【方药】大柴胡汤、大承气汤加减：柴胡10g，山栀子10g，黄芩10g，半夏6g，黄连6g，枳实10g，炒白芍10g，生姜6g，大黄10g（后下），厚朴10g，芒硝10g（冲化），炙甘草6g。水煎服，一日1剂，共7剂，口服。

二诊：服药后大便通畅，便次增多，每日 3 次以上，腹胀及口苦减轻，舌质红，苔薄白，脉弦细。证属肝郁脾虚，湿邪下注。以四逆散、香砂六君子汤、附子理中汤加减：柴胡 10g，枳实 10g，炒白芍 10g，党参 15g，炒白术 10g，茯苓 10g，炙甘草 6g，陈皮 6g，半夏 6g，木香 6g，砂仁 3g，附子 6g，干姜 6g。水煎服，一日 1 剂，共 14 剂，口服。

三诊：服药后腹泻好转，大便成形，每日一次，精神食纳俱佳。效不更方，以二诊方加焦三仙、鸡内金加减服用 2 月，病情好转。

例 4：柳某，男，18 岁。主诉：腹痛腹泻黏液便 2 周。患者无明显诱因每日腹泻 6 ~ 8 次，腹泻后腹痛稍减轻，随后又疼痛再次下泻黏液便，直肠有坠胀紧迫感，肛门灼热，口干口苦，平素喜食麻辣食物，舌质红，苔黄腻，脉弦滑。粪便常规阴性，大便细菌培养 3 次未见细菌生长，大便隐血试验（阴性）。肠镜检查结肠黏膜无明显异常。

【西医诊断】肠易激综合征（腹泻型）。

【中医辨证】大肠湿热证。

【治则】清热利湿，行气活血。

【方药】葛根芩连汤、半夏泻心汤加味：葛根 20g，黄连 6g，黄芩 10g，半夏 6g，干姜 6g，党参 10g，甘草 6g，延胡索 10g，川楝子 15g，当归 10g，白芍 10g，木香 10g，槟榔 10g，枳实 10g，红藤 15g，败酱草 15g，车前子 10g。水煎服，一日 1 剂，共 21 剂，口服。

二诊：服药后腹泻次数减少至一日 1 ~ 2 次，腹痛、口干口苦均好转，舌质红，苔薄黄。胃肠湿热症状减轻，上方去元胡加茯苓 10g，白术 10g，砂仁 3g，陈皮 6g，党参 15g，生姜 6g 健脾渗湿止泻，再服 14 剂。

三诊患者再未腹泻，腹痛好转，近期饮食较清淡，乏力口干，舌质红，苔薄白，脉弦细。证属脾气亏虚，以香砂六君子汤、半夏泻心汤加减：茯苓 10g，白术 10g，砂仁 3g，陈皮 6g，党参 15g，生姜 6g，黄连 6g，黄芩 10g，半夏 6g，干姜 6g，甘草 6g，当归 10g，白芍 10g，木香 10g，槟榔 10g，枳实 10g。服用 7 剂而愈。

七、古今各家学说荟萃

《素问·举痛论》里有："怒则气逆，甚则呕血及飧泄"的记载。

《医学入门》："肝虚愤怒所伤，木克脾土，门户不束。""怒"引起泄泻，是由于脾气素虚或有食滞、湿阻，肝气横逆，乘脾犯胃，气机郁滞，脾失健运而发生腹痛泄泻。

《医方考》："泻责之脾，故令痛泻。"说明情志失调引起的腹痛泄泻，实属肝脾二脏之病。

沈舒文教授提出肝旺脾虚是 IBS 最常见病因，若肝阳怒张，脾土受伐，运化失司，则出现腹痛、腹泻，临床多采用痛泻要方（陈皮、白术、白芍、防风）作为治疗脾虚肝旺证 IBS 的基本方。若 IBS 稀便日久，脾虚清阳不升，气机不能升运，出现腹胀、肠鸣等症状，可用黄芪配党参、葛根升发脾胃清阳之气，并用防风、藿香等鼓风荡湿，使湿随风化。对腹泻与便秘反复发作的 IBS，采用纵擒通摄法，健脾行气。如果患者平素脾胃虚寒，肾阳失于温煦，腹泻常年难愈，出现水样便，腹痛肠鸣，治疗应先以春泽汤（茯苓、猪苓、泽泻、桂枝、白术、人参）分利水湿，后以真人养脏汤（人参、当归、白术、肉豆蔻、肉桂、甘草、白芍药、木香、诃子、罂粟壳）补肾涩肠，分利水湿与补肾涩肠并举常可取得良好疗效。